La gestación de un Universo
Ri utik awex jun Kajulew

La ciencia maya del embarazo

Por Apab'yan Tew

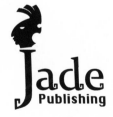

Jade Publishing

La gestación de un Universo
Ri utik awex jun Kajulew

Copyright © 2019 Apab'yan Tew
Copyright © 2019 Jade Publishing

.

Cover Art: Walter Paz Joj (K'ayo'm Kan)

First published in 2019 by
Jade Publishing
UNITED STATES OF AMERICA
P.O. Box 93341
Lubbock, TX. 79493

www.jadepublishing.org

ISBN-13: 978-1-949299-06-9

Printed in the United States of America

A Clarita
Pa ri Clarita

La gestación de un Universo
Ri utik awex jun Kajulew

Introducción

No somos lo que quedó de una civilización, somos la civilización maya actual. Nosotros escribimos el Popol Wuj.[1]

Seguimos escribiendo y continuamos poniendo en práctica la sabiduría heredada de nuestros ancestros.[2] Éste es un conocimiento milenario. Lo que aquí se escribe no es un tratado sobre creencias, supersticiones, o meramente tradiciones locales. Hay una continuidad de la ciencia antigua tal como fue formulada en un tiempo lejano y que, a la vez, es ciencia hábil para ser reescrita en términos contemporáneos.

Hay un peso acumulado que hace presión sobre los especialistas de nuestra cultura, la disgregación de nuestras comunidades, la disolución del vínculo humano sensible entre terapeuta y paciente en favor de la tecnología y la explotación del tiempo. La sobrecarga que, por principio,

---

1   El Popol Wuj se puede leer de múltiples formas. Mucho mejor en el idioma que le da estructura, el K'iche'. Este ensayo conlleva paralelismos con el Popol Wuj, si a este último, se le estudia como almanaque calendárico y guía astronómica. Ambos escritos tratan sobre eventos de creación y razón de ser de ciertos elementos del universo. Véase: Luis Enrique Sam Colop. *Popol Wuj*, versión poética K'iche'. Cholsamaj, 1999; Luis Enrique Sam Colop. *Popol Wuj*, traducción al español y notas. Cholsamaj, 2008; Dennis Tedlock. *La siembra y el amanecer de todo el Cielo Tierra: astronomía en el Popol Vuh*. Serie de historia de la ciencia y la tecnología. México, 1991. Núm. 4, Pag. 163-177.

2   Ajperaj xajab', ajperaj xyal, ajuxe' su't, "Señores con sandalias, señores con capixay (capa), señores con pañuelo". En oración ceremonial, forma poética para hablar de los ancestros. Oscar Lorenzo Geovanni Guarchaj Chox. Federico Manuel Tuy Ecoquij. *Diccionario de arcaísmos en el idioma Maya K'iche' y español*. Universidad Mariano Gálvez de Guatemala, 2015.

significa el no escucharnos directamente sino a través de filtros ajenos, publicaciones, reportes, siendo ellos primero interpretaciones y luego juicios. No se nos pregunta directamente quiénes somos y, rara vez, nosotros aceptamos hablar.

Ésta es una excepción. Este ensayo explora diversos aspectos sobre ciencias de la salud maya. Se enfoca en la concepción del ser humano y la línea continua de seguimiento del calendario de nuestros ancestros. Y no es únicamente sobre nosotros los mayas, es sobre todos nosotros, todos en este mundo nacidos de madre, creados en mujer.

No se trata, como decía continuamente mi maestra y guía espiritual, de dejar de creer en algo para comenzar a creer ahora, en esto otro. Se trata de dejar de creer. Esta es una ciencia objetiva que además, y lo sé por experiencia personal, transciende la matriz cultural maya en la que surge y se desarrolla. Siguiendo conteos del tiempo en correlaciones exactas del calendario, se puede leer la escritura antigua en piedra y emplear este mismo conocimiento para entender quiénes fueron y cómo se dio la concepción de las abuelas y los abuelos. Las fechas allí están, innegablemente.[3] Lo mismo aplica para un bebé a punto de nacer, sea aquí o en cualquier otra parte del mundo. Es igualmente válido para cualquier nacimiento con una fecha correcta de registro.

Haré un esfuerzo por crear un vínculo con el lector. Éste es un conocimiento muy sofisticado y esta obra no es un manual para comenzar a aplicarle sin la debida y necesaria

---

[3]   Dennis Tedlock. *2000 years of Mayan Literature.* University of California Press, 2010.

preparación y responsabilidad.[4] El interés ha de ser mutuo y respetuoso ya que a la fecha, otra de las sobrecargas y laceraciones en nuestra cultura, está dada por charlatanes de todos los tipos. Lo escrito aquí, sin duda lo puedo afirmar, no se ha leído antes, no directamente de un experto y en sus términos propios.[5] Espero que el vínculo nazca justo, cuando el lector comience a preguntarse quién es y cómo puede aprender de fuente verdadera.

Diversas instituciones comienzan a nacer sobre suelo maya. Para mí, el referente inmediato es la Universidad Maya Kaqchikel, (UMK) de Guatemala. Estamos haciendo un esfuerzo muy grande, con recursos muy precarios, por escribir con caracteres nuevos, el legado portentoso de filósofos y científicos. Artistas, nuestra gente. Cuando se busque el conocimiento, quizá se encuentre lejos en las montañas y selvas donde se resguarda con celo. Si no se puede hacer eso, hay que localizar al menos, a alguien con un buen respaldo académico nativo. Lo merece el sudor vertido.

Comencemos por un punto importante: expongo el lienzo de muestra para comenzar a tender los hilos de esta urdimbre. Lo más importante es que no hay tal cosa llamada astrología maya. No. Es célebre el conocimiento que sobre el movimiento de los cuerpos estelares, alcanzaron nuestras

---

4   Especificando un poco para preparar la lectura. La memoria latente o manifiesta de una persona en consulta será revisada de múltiples formas. El control irresponsable de los recuerdos puede derivar en manipulación de la identidad. Para evitar esto, son necesarios años de preparación bajo una ética sólida basada en la experiencia.

5   De modo tal que las notas al pie de página no hacen referencia a autores, artículos, libros u otros materiales que hayan tocado el tema. Son básicamente, sugerencias de lectura en contexto.

abuelas y abuelos. Hay astronomía maya, sí, y sigue en activo.[6] Seguimos el rastro de los cuerpos celestes para entendernos en el tiempo y la fascinación de la matemática, dicta conteos ocultos que resguardan el conocimiento muy preciso de un "nosotros" que abarca a todos los que habitamos la tierra.[7] No sólo los humanos, todos.

Si hemos de reformular nuestro cúmulo de observaciones y comprobaciones de datos acerca del entendimiento del ser humano para encontrarle un formato común a dilección de investigadores, lo ideal para este discernimiento sería llamarle graviditalogía, estudio o ciencia del embarazo. Palabra compuesta en latín y griego que proviene de la conjugación de los términos 'graviditas', embarazo, y 'logía', ciencia o estudio. Graviditalogía maya. Esto sí existe y vamos a descubrirlo.

El conocimiento base está circunscrito a dos poblados maya de la comunidad lingüística k'iche' del altiplano de Guatemala. Si'j ja', de donde proviene como tal, y Nawalja', que es una localidad fundada a partir de la primera. Enfocando sobre el área de acción, encontramos profesionales en el uso y aplicación práctica del calendario ancestral. Mujeres y hombres ajq'ij, "los que llevan la carga del tiempo", así se nos dice.[8] Entre ellas y nosotros hay divisiones en especialización de actividades. Aquello

6   Barbara Tedlock. *La dialéctica de la agronomía y astronomía Maya-Quichés*. Serie de historia de la ciencia y la tecnología. México, 1991. Núm. 4, Pag. 179-192.
7   Barbara Tedlock. *The road of light: theory and practice of Mayan skywatching*. The sky in Mayan literature, 1992, Pag. 18-42.
8   Luis Enrique Sam Colop. *"Uqajik: el préstamo de las fuerzas naturales"*, en columna de opinión Ucha'xik. Guatemala, 2010. Prensa Libre. Disponible en: uchaxik.wordpress.com Consultado el 01/09/2017.

que yo aprendo proviene de dos importantes líderes en la comunidad. Mi maestra nan Ia' y mi maestro tat Te'k. Ella es partera y ajq'ij, él es guía ceremonial, lingüista y ajq'ij.[9]

Fueron muy distintos, vaya que sí. Ella era ruda, dura, directa, sapiente en silencio, casi que contando las palabras. Reservada, nada social, casi nadie la conoce. Él era dulce, abierto, dúctil, sapiente y comunicador. Sonriente, social, es amigo de todo el pueblo. En esos extremos y durante 19 años de aislamiento con ellos, aprendo lo que en parte vierto aquí. El aprendizaje es vivencial, no hay clases especiales, no hay discursos, no hay exámenes. Con nan Ia' todo fue severo y lleno de regaños para construir disciplina. Con tat Te'k todo fue soltura y largas conversaciones llenas de su sabiduría bien edificada. De un lado a otro, mi sorpresa es constante y la maravilla me toma y me cubre. No quería estar lejos de ellos en ningún momento: salía de la casa de ella para ir con él y viceversa.[10]

Ellos parten y no me toca estar al lado de ninguno de los dos. Años después los sigo extrañando, pero comienzo a darme cuenta de que lo que me enseñaron no lo veía yo en otras partes. Al tiempo presente puedo afirmar que lo crítico, agudo y bien templado de su saber se creó allí en sus montañas, quizá proveniente de un linaje de fundación al

---

9   Oxlajuj Ajpop. *Ajpop rech Nawalja' Tinimit*. 2008; Robert M. Carmack. *Kik'ulmatajem le K'iche'aab', Evolución del reino K'iche'*. Cholsamaj, 2001.

10   Ella no quiso que se mencionara su nombre completo, declinó dejándome afuera de su casa una noche. A él, cuando le pregunté, con gusto me escribió lo siguiente: "Mil gracias por su atención, le dice Diego Adrián Guarchaj Ajtzalam lingüista, bachiller y comunicador social de Nahualá, departamento de Sololá, Guatemala C. A." (Te'k es Diego, en idioma k'iche'.)

que pertenecieron o bien, fueron discípulos de una maestra o maestro en común. Aclaro, entonces, éste estudio del calendario y el ser humano a partir del embarazo, la atmósfera total de concepción y el entendimiento del bebé como un ser consciente, no es del todo un patrimonio común científico y cultural de aquello que llamamos nación maya. No lo puedo afirmar rotundamente, pero puedo volver a subrayar que no le he visto en aplicación en otros lugares, con tal alto grado de profundidad.[11]

Ofrezco una disculpa por la afirmación tan severa, pero también ofrezco la salvedad de la cuestión: la exactitud y la comprobación de datos es más importante. El cuerpo del ensayo se dirigirá a exponer la estructura y el núcleo del acto de investigación y la praxis de las líneas de pensamiento tanto de nan Ia' como de tat Te'k. Especialmente sobre las enseñanzas de ella, esto es claro si hablamos de partera y embarazo, partera y calendario. Mientras ella era silente, tat Te'k me aclaraba todo y contestaba mis preguntas utilizando relaciones antiguas de palabras y recuentos interminables de historia oral. Para ella fui, por sobre todo, un asistente, para él, un hijo espiritual.

Cuando ellos parten, ya no tengo dónde ir y es momento qué aún no sé desde dónde debo regresar. Me gusta así. Lo digo por lo siguiente: gracias a esta situación he podido probar

11   Para saber más, véase: Leonhard Schultze Jena. *The Numerical Foundations of the Indian Calendar*, en Symbol and Meaning beyond the Closed Community: Essays in Mesoamerican Ideas, ed. Gary H. Gossen, Pag. 69-76. Studies on Culture and Society, Vol. 1, Albany: Institute for Mesoamerican Studies, State University of New York at Albany. Traducido de Indiana 1: 32-38 por Peter T. Furst y publicado en las páginas 72-75 en Human Biology and the Origin of the 260-Day Sacred Almanac: The Contribution of Leonhard Schultze Jena (1872-1955).

y comprobar en campo, que la ciencia maya del embarazo es aplicable en toda latitud y con ciertas formas de usar el lenguaje para trazar puentes comunes en la formación de ideas, el núcleo básico del saber k'iche', trasciende.

No es difícil que estando en consulta se me hagan muchas preguntas a partir de sólo explicar brevemente el calendario maya. Me halaga siempre el interés y la atención de la gente. El merecimiento no es para mí, es para nuestros ancestros y los conteos y almanaques de los días. Después toca aterrizar cuestiones. ¿Qué sucede si se programa el embarazo, eso afecta?, ¿y si es inseminación artificial?, ¿qué me dice sobre tener relaciones sexuales sin emotividad?, ¿y si pasé por crisis nerviosas?; tuve que restringirme mucho en la alimentación, ¿mi bebé sufrió? También puede que haya pocas preguntas, pero la tensión sobre el punto -especificando, el hecho de que bebé es consciente-, despierta todo tipo de necesidad de narración de historias en la mamá, las mamás, lo femenino gestante. "Mi embarazo no fue bienvenido; mi novio sabía que el bebé no era suyo; mi papá murió durante mi embarazo; mi mamá fue una persona muy fuerte y me incomodó; soñaba mucho a mi bebé pero él me decía que no quería nacer; mi novia me pegaba; tenía fuertes deseos sexuales que no sabía cómo saciar; oculté mi embarazo hasta el sexto mes; no sé quién es el papá; a mi esposo le gustaba burlarse de mí porque estaba engordando y yo lloraba y el seguía…"; etc. Todo tipo de pregunta tiene una respuesta en el saber de nuestras abuelas y abuelos.[12]

---

12   En lenguaje ceremonial, Mayq'ij, maysaq, "antepasados, ancestros". Oscar Lorenzo Geovanni Guarchaj Chox. Federico Manuel Tuy Ecoquij. *Diccionario de arcaísmos en el idioma Maya K'iche' y español.* Universidad Mariano Gálvez de Guatemala, 2015.

Nan Ia', seguro, ya me habría amonestado y hasta castigado por comenzar a escribir esto. Tat Te'k, que usaba su computadora como adolescente, seguro estaría asesorándome. Ahora insisto, las tensiones entre una ciencia contemporánea, sus instrumentaciones de comprobación y el método inherente, razonablemente coherente, ante otra ciencia milenaria a la que no se ha visto más allá del folclor y el aprovechamiento como reporte de lo exótico, lo exógeno, lo ajeno, pueden comenzar a resolverse. El acervo, los datos, los recursos de la construcción propia, pueden ser examinados a la luz de una inteligencia receptiva que quiera ahondar en la epistemología propia del lenguaje, la filosofía y la resiliencia de nuestra permanencia y continuidad. El no conocernos, no es razón suficiente para deponernos salvajes, primitivos, supersticiosos.

En este ensayo expondré, en la medida que la interlocución de términos comunes lo permita, los motivos y razonamientos para hacer accesible a quien guste aprender, cómo entendemos nosotros qué es ser humano, qué nos distingue y qué no, ante un destino común: preservar o destruir aquello que nos puede constituir coherentes hacia un futuro de incalculables resultados. Hállese entonces, si hay cabida en el caos común constructivo, muchas ideas por explorar y una ciencia ancestral que nos explica a nosotros todos. Todos.

CIMIENTOS

•

Los mayas solemos usar, para propósitos de entendimiento y explicación, una serie de observaciones muy sencillas acerca de nosotros mismos y el mundo. No hablaré del conjunto, sino sólo de aquellas que nos sirvan en esta exposición.

"Todo tiene vida",[13] es la primera y principal. Los abuelos dicen que todo tiene vida, no sólo lo que llamamos humano o biológico, también lo no visible y lo sólido sin movimiento aparente. Los recuerdos, los sucesos inesperados. Todo, en realidad.

Que todo tenga o contenga vida implica, para nosotros, la aceptación cabal de que también, todo tiene una forma de pensar.[14] Una forma particular y sus propias características.

---

13   Ronojel k'o uk'aslemal, "todo tiene vida".
14   Ronojel jalan wi uchomaxik, "todo tiene una forma de pensar".
Revisión lingüística, Ajtij Oscar Lorenzo Geovanni Guarchaj Chox.

"Todo tiene una madre y un padre",[15] o bien, "todo tiene un principio femenino y un principio masculino que da inicio o nacimiento".[16] Los sueños mismos pueden ser analizados a través de esta observación. El día en que se sueña e independiente al contenido, tiene un elemento, en conteo matemático, que explica el desarrollo de un evento y, de la misma forma, tiene otro elemento, en conteo similar, que explica el inicio o ignición. Los mayas utilizamos los dedos de las manos para hacer los cálculos y, basados en aquello que nos ha enseñado el calendario, 'traducimos' los sueños.[17]

En el caso particular del nacimiento del ser humano, la relación es obvia y directa, incluyendo los casos de inseminación sin contacto sexual.

"Todo tiene una forma de comunicación o diálogo".[18] Nuevamente, no sólo lo humano y no sólo lo visible y sólido o con movimiento son capaces de expresarse. Una plantita, el maíz, por ejemplo, podría estarse poniendo amarillo y triste, decaer. Fácil es verle, pero inferir de esta forma, no es la única posible de entender el hablar de la plantita. Hay formas compartidas de comunicación entre lo humano y "lo otro". Nosotros tenemos la capacidad de usar la propia, es decir, el lenguaje, el habla, pero también podemos comunicarnos de otras formas.

---

15   Ronojel k'o kinan kitat, "todo tiene una madre y un padre".
16   Ronojel k'o ukuma'jil le ixoqilom xuquje' le achajilom chech utikarem ri k'aslemal, "todo tiene un principio femenino y un principio masculino que da inicio o nacimiento". Asesoría lingüística, Ajtij Oscar Lorenzo Geovanni Guarchaj Chox.
17   Barbara Tedlock. *Quiche' Maya Dream Interpretation*. Ethos 9:4. 1981.
18   Ronojel k'o utzij uch'ab'al, "todo tiene una forma de comunicación o diálogo".

"Todo pertenece a un sistema".[19] O también, "nada está aislado".[20] Sólo los seres humanos estamos constantemente quejándonos de nuestro lugar y situación en el mundo. Nada parece complacernos. A nuestro alrededor, en la naturaleza, todo toma su lugar y se desenvuelve. Inicia o reinicia y continúa su hacer sin mayor escándalo, se reformula. En el cielo, en la tierra, todo se entreteje de diversas formas y mutuamente se da sentido, incluyéndonos a nosotros.

"Todo puede ser alimentado".[21] Sustentado, nutrido. Y otra vez, esto incluye aquello que no es sólo lo obvio, como comer o dar de comer. 'Nutrir una amistad', está en nuestro lenguaje. 'Nutrir una idea', es otro ejemplo.

Y no es necesario extenderse más en estas observaciones, en su sencillez, explicarán completamente al ser humano desde su propia creación.

...

En el altiplano maya de Guatemala, solía visitarse al guía ajq'ij, mujer u hombre, para hacer una tarea muy especial: comprender al ser humano a través del milenario conocimiento adquirido con el calendario maya.[22] La actividad, tradicionalmente, era a los pocos días de nacido un bebé. Aunque no necesariamente, ya que también hubo

---

19   Ronojel xa jun petinaq wi, "todo pertenece a un sistema". Asesoría lingüística, Ajtij Oscar Lorenzo Geovanni Guarchaj Chox.

20   Maj tas apanoq, "nada está aislado". Asesoría lingüística, Ajtij Oscar Lorenzo Geovanni Guarchaj Chox.

21   Ronojel kb'an utzuqik, "todo puede ser alimentado".

22   Rosa Josefa Chay Ordóñez. *Ojer täq Tzijob'elil re K'iche'*. *Tradición Oral K'iche'*. Academia de Lenguas Mayas de Guatemala. 2002.

especialistas rituales, mujeres parteras, con conocimiento para recibir a los recién nacidos que solían conocer a profundidad el sistema calendárico antiguo, ellas daban explicaciones durante el transcurso del embarazo.

¿Qué día nació tu hija, tu hijo? Ésa es la primera pregunta y desde la respuesta, se hace el cálculo de conversión al calendario maya del calendario occidental. Teniendo la fecha, y dependiendo del temperamento del guía espiritual ajq'ij, las explicaciones se suceden de diversas formas. A mi maestra le vi dando explicaciones al instante, mientras nacía el bebé, o momentos después y también, de manera concertada, durante ceremonia de fuego o al primer baño de vapor, temazcal. Ella lo hacía así, directo. Mi maestro fue muy distinto. Él hacía esquemas, dibujaba con calma y en silencio. Se tomaba la tarde ponderando y analizando lo que sus diagramas le revelan. Encendía candelas, ofrecía aromas en combustión, quemaba pom, incienso. Él daba cita, se llegaba ante él; se sentaba uno cómodamente frente a su altar al interior de la casa y entonces comenzaban largos y fascinantes diálogos.

Ambas formas me gustan. Al final, las explicaciones lo han llevado a uno hasta recónditos e inesperados lugares y pensamientos. Desde la riqueza del idioma k'iche', hasta la poética viva del lenguaje que expresa mayores relaciones entre los seres humanos y el cielo y la tierra. Y uno ya no se entiende ni a sí mismo, ni a los demás, de la misma forma.[23]

En la tradición antigua, los niños eran encaminados en su propia vida a través de lo dicho y expresado por un guía

---

23   Dennis Tedlock. *The Spoken Word and the Work of Interpretation*. University of Pennsylvania Press, 1983 Pag. 272-282.

espiritual. Habiendo conocimiento compartido en la familia y comunidad, conocidos y poco conocidos contribuían a la educación de los miembros jóvenes de todo lugar. A cada quien se le trataba de forma diferenciada y la razón estaba, justo, en los contrastes que marca el nacer en un día específico del calendario maya. No puedo salvo admirarme de esto ya que explica una interrelación social sana y culta que, lejos de homogeneizar y tratar a las personas a través de juicios con premios y castigos, trataba a cada individuo, desde su formación, entendiendo características propias, inclinaciones, capacidades innatas y metas distintas. Así entonces, no había competencia nociva y la tolerancia y respeto al otro, eran simplemente de admirarse.

"Soy la infinitud de la substancia de las estrellas, soy el fruto del día de mi nacimiento". Ésta es la palabra antigua.

EL ROSTRO DEL DÍA

Actualmente sólo solemos prestar atención a eventos de corto alcance. Hemos aprendido a usar y dirigir nuestra percepción para satisfacer necesidades inmediatas, inminentes, algunas muy concretas, como comer o tratar de descansar y algunas otras, no tan concretas, resultado de la velocidad de respuesta que se espera de nosotros en el mundo social contemporáneo. Ya no solemos mirar al tiempo, como evento contemplativo, ni a mediano ni a largo alcance. Desplazamos la mirada de una constante de interrelación con la naturaleza, al acto sombrío de cumplir roles sociales estereotipados y desgastantes. Incluso ser rebelde, es ya, otro papel para la basura.

Las divisiones del tiempo nos son ahora distantes. Un día sí y otro no, nos es importante. Si llueve o sale el sol es sólo un factor más entre otros ya sin importancia. Para entender al ser humano, por su día de nacimiento, es importante entender el tiempo, tanto como organización dinámica, atmósfera en contexto de desarrollo y también al tiempo como substancia. Como substancia y no como ayuda en la clasificación de tareas.

Esta última afirmación es inquietante, suena extraña ya. No lo es. Basta con seguir lo siguiente: de un día para otro no notamos gran diferencia, es casi lo mismo en el clima y sus manifestaciones en aquello que nos rodea, un poco más de viento o nubes acá y allá. Algo o mucho de sol. En la noche, las estrellas igual de complicadas, en caso de ser visibles. Por allí, una parece brillar mucho. Y eso es todo. Es distinto si tomamos en consideración lapsos más largos. Digamos, un día antes de la temporada de lluvias y otro de invierno. Las diferencias son notorias entonces. La humedad, el movimiento y el color de las nubes, las hojas de los árboles, la presencia -si en ambiente no muy contaminado-, de mariposas, abejas, el canto de distintas aves, etc. y, dicho sea de paso, ése es un lenguaje adicional que también se puede traducir y entender.

Compactando observaciones, entonces podemos dividir el año solar en dos grandes partes. Hay una temporada caliente y seca, y otra húmeda y fría. Si seguimos dividiendo, pasamos a cuatro, que hemos llamado estaciones, o sólo repetimos que son estaciones ya que no necesariamente aplican a toda latitud en el mundo. Si seguimos dividiendo llegamos al día a día y entonces, por ejercicio simple de análisis, podemos considerar que cada uno, dentro de un sistema, está cumpliendo una función. Que no lo notemos, no significa ni que no sucede ni que no tenga relevancia alguna. Día a día hay un pequeño cambio. Nuevamente, será la humedad, así también el viento y su movimiento. Ausencia o presencia de insectos, pájaros en vuelo o su magnífico canto. Las estrellas habrán caminado un poco. El sol, la luna estarán en otro diálogo e interacción.

Para los guías espirituales de la tradición k'iche', esto es muy importante ya que el día de nacimiento de una persona estará infundido, imbuido de las características propias del contexto de fuerzas en que se nace, se toma el primer hálito, la irradiación solar o la forma de la presencia lunar, el lugar de las estrellas. Cada día, siendo distinto y cumpliendo un sentido, tiene un espíritu. Si no se quiere usar la palabra espíritu, entonces tiene una substancia, pero si aún así substancia no parece adecuado, entonces podemos decir, que cada día cumple una función. Cada función es distinta, forma parte de un sistema, el sistema es cíclico y fundado en el cálculo del movimiento del sol.

No es ridículo ni extravagante entonces, el pensar que nosotros, siendo seres de interacción con la naturaleza, al nacer comencemos ciclos de fuerzas que afectan nuestro cuerpo, nuestro desarrollo, formas diferenciadas de percepción y acción. Decimos entonces los ajq'ij que nuestro día de nacimiento es elemento de un conjunto dinámico o bien, es elemento de un sistema, contiene o conlleva un sentido propio y puede considerársele como tal, substancia. Y otra vez, si substancia parece inadecuado, entonces regresemos al término más profundo y antiguo: nuestro día de nacimiento tiene un rostro. Ese rostro es, a la vez, un fruto y el rostro revela nuestro camino.[24]

Diversas formas de cálculo y matemática del tiempo, ésas que nos hacen célebres a los mayas, nos revelarán pulsos o ciclos en el cosmos y la naturaleza y, a través de ellos, pulsos hacia el entendimiento de nosotros mismos.

---

24   Uwach uq'ij, "el rostro del día".

LA CUENTA DE LA LUZ Y LA OBSCURIDAD

.
.
.

El calendario maya, como cualquier otro calendario, está compuesto de dos elementos básicos para su entendimiento. Uno es el número, la clasificación numérica y matemática para propósito de cómputo y otro es el nombre, el nombre propio asignado a cada día. Hay 13 días-numerales y 20 días-nombre. Ambos se combinan para formar, en sucesión, un conjunto de 260 días. A esto, los guías espirituales k'iche' llamamos Cholq'ij, 'el conteo de los días'. Es el calendario base de nuestro entendimiento individual y común, fuente de nuestra filosofía y ciencias y elemento crucial de desenvolvimiento ante la toma de decisiones sobre actos privados y también, lo público y la cultura. El gobierno incluido.[25]

---

25   Barbara Tedlock. *El Tiempo y los Mayas del Altiplano*. Fundación Yax Te', 2002.

El calendario nos ubica en una realidad determinada y, ante su examen, nos proporciona respuestas ante prácticamente toda incógnita. Se lee, se hacen estudios y análisis, éstos mismos se contrastan contra la atmósfera en acción, ¿dónde está el sol ahora?, ¿qué hace la luna?, ¿ha sucedido algo inusual en la casa?, ¿alguien ha soñado algo extraño? Al calendario maya, a cada día de nuestro calendario, no se le puede entender aislado.

Para todo análisis, se comienza con una observación muy sencilla. Supongamos, por el lapso de un día, el comportamiento del agua y del fuego en un punto determinado. Para el agua un contenedor, para el fuego, otro más y una fuente combustible. El agua, en una jarra, el fuego de una pira, de una fogata. El agua se mantendrá estable, sino afectada por algo, allí estará en proporción y mismo movimiento. El fuego no, el fuego fluctúa, se mantiene en movimiento acorde al flujo del combustible que le alimenta. Y aquí, hay dos distintas formas de acción: una es cuando el fuego está en ascenso, sube en forma e irradia calor, quema, impacta alejando. La otra es cuando el fuego desciende, ha consumido, ha transformado y tomado de una fuente hasta extinguirle. El agua entonces, es constante, el fuego, oscilante. Un contraste simple, pero muy importante para entender al sistema de días-substancia como una sucesión de acciones con distintos comportamientos en asociación.

A cada día, a cada rostro de un día, al que también llamamos Nawal -y aquí, por lo pronto no definiré completamente esa palabra-, se le asigna un número y un nombre. Cada número estará asociado en metáfora, al agua. A cada nombre, se le asociará con un comportamiento dado del fuego siguiendo, nuevamente, otra metáfora. Cada día, rostro y fruto, contiene así, un elemento constante y otro elemento oscilante.

Los días numerales del calendario maya, es decir los nawales numerales, se entienden a partir del espíritu del agua. Del comportamiento, de la naturaleza o de la forma como vemos la manera en que el agua se manifiesta. No son el agua, sólo así se explican. Los días nominales del calendario maya, es decir, los nawales nominales, se entienden y explican a partir del espíritu del fuego. Ascendente o descendente, en virtud de fuente combustible y en metáfora de elementos del mundo sensible, concreto o bien en abstracto: hilo, camino, caña o casa, jaguar en femenino, águila en masculino, etc.

El calendario maya es agua y fuego. Cada nawal, cada rostro de un día, es obscuridad y luz. Por punto principal y para comenzar, hay que entender al agua, el espíritu o fuerza del agua, como femenino.[26] Al fuego, a su espíritu o fuerza, se le debe entender masculino: el calendario maya se entenderá desde la interacción de estos principios. El calendario cholq'ij, es un sistema dinámico de interacción entre opuestos complementarios, así entonces, como pensando en el resultado de una fórmula, por gradientes y prominencia de componentes, ciertos días-substancia numerales, serán algunos femeninos, otros masculinos. Igualmente, días-substancia nominales, los habrá femeninos y masculinos. Y esto sobreentendiendo que, al hablar de femenino y masculino como clasificación de fuerzas, no se está haciendo ahora, énfasis en la actividad reproductiva humana. Por lo pronto, sólo distinguimos propiedades.

Obscuridad y luz, obscuridad y gestación lo femenino, luz e ignición lo masculino, serán los puntos de enfoque para el examen de lo constante y oscilante, el calor ascendente y

---

26   Ixoq'al, "femenino". Achi'al, "masculino". Asesoría lingüística Ajsaq wachom Juan Miguel Coyoy Catinac.

descendente, lo frío. La transformación, la transmutación de fuerzas, alquimia del espíritu: el origen, el desarrollo y el nacimiento de un ser humano.

EN EL DOMINIO DEL AGUA

Entender los numerales del calendario maya, nawales también, es sentirlos. Muy sencillo, de la palabra básica y núcleo, se suceden formas de explicación asociada, directa y sin complicación alguna. Más adelante, en el capítulo siguiente, expondré algunos aspectos de este conocimiento que a simple forma parecieran disparates pero que, en su debido contexto, son hasta sobradamente razonables. Aquí adelanto los primeros tres de los trece numerales que conforman el conteo.

Nawal numeral uno.[27] El manantial, el agua que brota nueva. Mana suave "rompiendo la piel de la tierra". Fresca, en silencio. Fluye con calma, está buscando su camino.

En su forma de avance, acarrea partículas, no propias, no de su propia substancia pero, con todo, éstas le dan

---

27   Nawal Jun, nawal numeral uno. Le pa'inik, ri utikel pa jub'a' utz'u'mal we uwachulew xuquje' waral ri', katixan wi ub'i le ja', "la ruptura de una parte de la piel de la tierra y, desde donde ahora, brota agua".

características adicionales. Le tiñen, le contaminan o bien, le enriquecen. Es también, el agua manante que es silenciosa, no inquieta, tranquila. Incluso no se le llega a notar.

Nawal numeral dos.[28] La retracción, el agua que aparentemente se agota. Va hacia atrás, en retroceso, como tímida, como pareciendo extinguirse. Es silenciosa también, más aún que el brote del manantial. Es el pozo que aparenta secarse, la marea baja, la lluvia tranquila después de una tormenta.

Es un avance hacia atrás con un punto particular de acción: tomar fuerza. Es descanso, recarga. Es cálculo, calcular. Perteneciendo a ciclos, como todo elemento en la constitución total del calendario, esa retracción y recarga también explicarán, posteriormente, el retorno, la vuelta al camino, la fuerza acrecentada. De ese modo entonces, a nawal numeral dos, es conveniente mirarle con cierta distancia ya que al alejarse es silencioso pero es difícil de prever como retorna.

Yendo más allá de la semántica ligada al agua, nawal numeral dos es el poder atrás de lo superficial. Nawal dos es el nawal del cálculo en retracción, y le gusta ser el gobierno bajo el radar. Atrás, donde se mueven los verdaderos hilos, allí está ese nawal.

---

28   Nawal Keb', nawal numeral dos. Le k'wa' cher jer ta ne katajin kachaqijik che ma xa katajin kanojik, le nitz'aq taq uslab'em le palo, le nima'q taq uslab'em le nima palo cher ujek'om ri chuq'aq'ib'al are chi kub'an jun k'ak'a jab'unik, "el pozo que aparentemente se seca pero está recargándose, la marea baja, las olas del mar jalando fuerza para preparar una nueva descarga".

Nawal numeral tres.[29] Abrir camino, el agua que vence obstáculos. Tiene dos rostros, a uno le llamamos suave, incluso dulce, y al otro le llamamos fuerte, y también, en ciertas circunstancias, violento. Es frontal, va continuamente hacia adelante. Como flujo, es el agua que ha ganado fuerza pero comienza a encontrar obstáculos y, de la forma en que los enfrenta y rebasa, a fin de cuentas, es como entendemos sus dos formas.

La primera forma es el tan solo fluir yendo por los bordes del obstáculo. No hace escándalo, no molesta, sigue en calma y rodea, sin embargo, esto crea una condición particular: puede ramificar. Al hacer esto, es como el delta de un río, se multiplica y así, explica también la divergencia y divergencia es de fondo, una de las definiciones más claras para el nawal numeral tres en muchos contextos. Otra condición, al ramificar o multiplicarse, el flujo original ya no es el mismo, cada cauce ahora, tiene su propia fuerza y empuje y, al mismo tiempo, otra dirección y esto lleva a diversos destinos.

La segunda forma es cuando el agua no puede conducirse en apertura y entonces, enfrenta al obstáculo directamente. Empuja desde sí en su cauce y choca directo y de forma ininterrumpida. Rompe el obstáculo. Lo quiebra, lo penetra, lo vence. Acá el agua retiene su fuerza, es un solo empuje y no hay nada que lo detenga. No mengua en fortaleza y no es divergente, sin embargo, hablando de la manifestación de estas dos formas, estos dos rostros, al definir al nawal numeral tres, se puede afirmar en concreto, que éste segundo rostro, ésta forma acto, ocurre muy poco. Ocurre, eso sí.

---

29   Nawal Oxib', nawal numeral tres. Are le ch'uch'uj xuquje' le utzalaj ja' kak'exow b'ik on kaslab'an le jun ko alaj ab'aj cher junelik k'olik, "la suave y fluida agua que va moldeando o rompe a la dura y estable piedra".

Nawal numeral tres es aquel río que esculpe a la tierra, son las cataratas, la filtración que hace grieta. Las lágrimas. Nawal numeral tres explica la vida, al agua y también al viento. Este empuje, este impulso, este día-substancia, siempre halla camino y de un flujo, multiplica. Desde lo divergente, es dinámica que sustenta dinámica nueva.

HILVANANDO

I

La cultura maya, nuestra gente maya y, en particular, los especialistas del seguimiento de los conteos del calendario, siempre estamos en constante observación de todo fenómeno. La cantidad de hormigas en una hilera en determinado momento, el tamaño de una telaraña y cuándo aparece. Las formas que toman las nubes en la tarde, la primera tormenta eléctrica en el ciclo del año solar, el sonido y el eco del primer trueno. Todo evento, todo acto, sabiéndolo traducir, indicará las partes de un entretejido total en un sistema, y también dejará entrever las consecuencias o resultados de algo que, a su vez, también será parte de otro entretejido, otro sistema. Para nosotros, por ejemplo, no nos es extraño seguir el vuelo de una luciérnaga y saber entonces, cómo se cosechará el maíz. Entendiendo, así también, qué cantidad de semilla y qué semilla se ha de sembrar y cuándo. No es difícil, de verdad no.

Esta forma de leer y traducir, siempre está también, en inseparable relación con el conteo de la oscuridad y la luz, el calendario maya. Los días, en determinado punto, se asocian en ciclos de tiempo a otro a punto, otro día. Algo inicia y da pauta a algo más o bien, también, algo inicia y se extingue y de eso que se extingue, surge algo más. Se puede adicionalmente mirar las estrellas y su posición y también se traducen los sueños. Se lee el color de las hojas, se siente al propio cuerpo. Todo cuenta.

Lo anterior, antes expuesto, parecería oscuro sin un ejemplo, sin embargo, esta es la base filosófica de entendimiento para nosotros. La salud, por ejemplo, y así también la forma como un especialista de la salud, un guía espiritual ajq'ij ha de entender a su paciente, ha de incluir la observación de sus movimientos, la narración de sus actos, el escuchar cómo han sido sus sueños, preguntar por su vida, ¿tiene pareja?, ¿vive sola, solo?, ¿en qué trabaja?, ¿cuándo comienza cierta molestia?, ¿qué le hace reír?, y así, una diversidad de preguntas. Adicionalmente se usará el almanaque de correlaciones calendáricas al año presente, se podrá mirar las estrellas también, se hacen estudios del día de nacimiento de la persona y, a veces también, de otras personas. También se rastrean previas consecuencias de otros actos o padecimientos. El guía espiritual ajq'ij se prepara para sentir a su propio cuerpo y después también, podría leer sus propios sueños.[30] No es difícil, de verdad no.

Por principio, entonces, el tema de este ensayo será tratado así. La gestación de un universo, la creación de un ser humano, su

---

30   Barbara Tedlock. *Zuni and Quiché dream sharing and interpreting*, en Dreaming, editado por Barbara Tedlock, Pag. 105-131. Cambridge University Press, 1987.

formación, su nacimiento, se ha de leer de múltiples formas dinámicas y en un enlace, como en los tejidos mayas, de una base, una urdimbre y una trama;[31] el análisis de haceres, actos, omisiones, excesos. Y no es complejo, basta aprenderle a profundidad y sin el peso de juicios graves, sobretodo en el lenguaje, para hacer lecturas limpias del esquema o estudio en que se base el sistema de comprensión. Añado, además existe, como soporte substancial, un legado y acervo milenario de observaciones comprobadas y una ciencia de la salud dirigida completamente al embarazo. En este ensayo, no se expondrá la forma en que hacen los análisis, no hay espacio suficiente siendo la primera exposición. Quedan eso sí, acá escritos, la filosofía y la ciencia de la matemática estelar y terrestre que permiten, junto a una sofisticada forma de percepción, concebir al ser humano como lo hacían nuestros ancestros.

Adelantando algunas líneas de explicación y conectando lo anterior con lo posterior, nosotros los mayas, miramos la concepción del ser humano, haciendo analogías entre la siembra y la cosecha del maíz y también entre el arte de la creación de un textil. De una y otra profesión y disciplina, palabras entrecruzan significados.

El ser humano es maíz, es 260 días. Es el Sol, la Tierra y el planeta Venus. El ser humano y el maíz son matemática del Cielo y la Tierra, son 260 días. El Sol, la Tierra, el planeta Venus y algunas estrellas sirven para hacer ajuste en la forma de predecir, prever, ver y determinar, determinar e intervenir y dirigir resultados. Lo femenino es la Tierra, como la madre en concepción que crea y da forma.

---

31   Barbara Tedlock. *The Woman in the Shaman's Body*. Bantam Dell Pub Group, 2005.

Lo formado y lo creado llevan un conteo, cada hilo, la urdimbre sobre la que un nudo lleva a otro nudo y, de un movimiento a otro, nace un textil. Lo nacido y sus procesos, aquello que al nacer es inmediatamente divergencia, todo ello es materia de nuestro cholq'ij, el calendario maya.

LA GOTA QUE MUEVE A LAS ESTRELLAS

Sobre lo dicho. Expongo una relación sin explicar aún cómo se formula, sin embargo, más adelante por acumulación de datos, será sencillo hacer las conexiones.

Aquí lo relevante. Aquello que los guías espirituales ajq'ij identificamos como propio del dominio del agua, en virtud de los nawales numerales, da pauta a otros dos elementos paralelos a identificar. Uno, el número de cualquier conteo en el calendario maya, explica la forma en que se da la incepción[32] o ignición de algo, sea o no humano. En lo humano, entonces, cada número explica el acto sexual. Explica la aproximación entre lo femenino y lo masculino,

---

32   Incepción, del latín *inceptio*, arranque, comienzo, principio. Término usado en este texto para hacer una diferenciación entre la participación del hombre y la mujer en la creación. Incepción para lo masculino, concepción para lo femenino. Tik, "sembrar, plantar", es el término original k'iche'.

su acometimiento principalmente; especifica al hombre en dirección al acto. Dos, conociendo por principio esto, los numerales del calendario, explicarán con gran sencillez, el impulso básico, denuedo, ánimo inicial, la iniciativa y el empuje esencial de toda persona, sea hombre o mujer. Lo sé, pareciera extraño.

El calendario maya, el conteo del movimiento del cielo y la tierra -el conteo de la dinámica del calor ascendente y descendente-, por virtud de organización, tiene ciertas reglas que nos permiten a los que hacemos matemáticas con las pautas de los días, el saber cómo todo tiene un principio femenino y un principio masculino que, en conjugación, procrea vida nueva. De uno y otro principio, lo resultante a esa conjugación es composición y, a la vez, divergencia a las fuerzas originales.

Desde un punto dado en el calendario, yendo hacia atrás y yendo hacia adelante, los guías espirituales entendemos incepción y concepción, lo femenino y lo masculino en procreación-conjugación y también todo resultado.

En el plano humano, lo anterior es sencillo de identificar: el calendario, en sus cuentas numerales, los nawales numerales, nos explican el acto sexual, la incepción, la parte masculina -y no por esto, desentendiendo la participación femenina, es sólo lo directo circunstancial: la eyaculación-. Las cuentas nominales, los nawales nominales, nos explican el embarazo, la concepción, la parte femenina -y, acá también, no por dejar fuera lo masculino, aquí el énfasis es el proceso biológico que carga, por transformación de fuerzas, en la mujer-.

Los nawales numerales son el agua, pertenecen a la substancia o fuerza del fluir diferenciado: si acaso nutriendo, inundando o anegando, buscando o abriendo un camino, también rompiendo dique y otras formas. Son constantes, se ha dicho ya, como el agua misma. Los nawales numerales son la incepción, el inicio de todo proceso. Los nawales nominales son el fuego, pertenecen a la substancia del ascenso o descenso del calor, se manifiestan haciendo formas diferenciadas de desarrollo, es decir, desenvolvimiento a partir de un combustible que le dé presencia. Son oscilantes, también se ha dicho, como el fuego. Los nawales nominales son la concepción o bien acto gestante de todo proceso.

La explicación de los nawales nominales, su esclarecimiento cabal, queda para adelante en este texto. Sólo acaso esta gota que cae: los nawales nominales, explicarán el carácter, la personalidad, lo fluctuante en el desenvolvimiento de toda persona pero, por condición intrínseca a un aspecto del embarazo, el hombre y la mujer mostrarán diferencias.

El calendario cholq'ij ancestral, es agua y fuego, lo constante y aquello que fluctúa, la obscuridad y la luz, lo femenino y lo masculino, el calor que asciende y desciende transformando en movimiento. El conteo de 260 días, nuestro calendario, es la incepción y la concepción, es el acto sexual y el embarazo, la procreación. Escondido en su matemática, el calendario revela los eventos de aproximación, acometimiento y empuje en lo masculino, que entran en condición de asociación con el desarrollo, gestación y carácter de lo femenino. De allí entonces, los guías espirituales partimos para explicarnos al ser humano, ¿quién fue papá?, ¿quién fue mamá?, ¿qué acciones condiciones se dieron en 'ese entonces' de la creación personal?

Si a la cosecha se le mira como el proceso que se cumple con la preparación de la semilla, su siembra, su cuidado, su mantenimiento y su desarrollo, ¿qué entonces nos impide hacer la misma dulce experiencia de análisis para el nacimiento?

ACOMETIMIENTO

Los Nawalib',[33] los nawales de clasificación numeral, son la clave que abre el sentido completo de comprehensión del calendario maya. No son conocidos abiertamente, sus significados han quedado ocultos, protegiendo la forma en que se conjugan junto a los nawales nominales. Cuando uno les conoce, principalmente desde el entendimiento del idioma k'iche', el resultado de interpretación y significado del rostro de cada día es sorprendente, único.

Sé, sabemos que fue a propósito el mantener esta parte del conocimiento antiguo sólo reservado a ciertos miembros de determinado linaje y, también, sólo retransmitido a pocos individuos en cada generación. Se explicarán algunos de los números y, aunque la obra enfoca principalmente en el análisis de la incepción y la concepción humana, cabe, casi que sobra insistir, que los nawalib' numerales, explican desde la salida de un astro en el horizonte, hasta la fuerza con que

---

33   Nawalib', plural de Nawal, "los nawales".

arremete el viento; cómo una persona responde ante la vida, cómo se traza un sueño para tomar decisiones y aún, aún, muchas cosas más. En este espacio no da para abundar en su completa dimensión ya que antes, hay que presentar dónde es que es su ámbito de acción y cómo, desde la ciencia maya, se les ve en función.

En las montañas de neblina perenne del altiplano maya, se suele mencionar entre especialistas de los almanaques de los días, que el ser humano en su comportamiento, sus haceres, sus impulsos, su carácter y decisiones, es resultado de factores de creación y no tanto -aunque sea importante-, de su educación. Afirmación fuerte, demostrarla es parte de este escrito.

Creación es camino,[34] también así es dicho. Y esta otra forma dirige la atención de vuelta hacia la persona no en la infancia, no en el aula, no en riqueza o pobreza, no a la deriva o bien dirigido o encaminado en dulzura o sin ella. Este par de afirmaciones que se leen acá, dirigen la atención a la madre durante el embarazo.

Las correspondencias significantes entre nawalib' numeral y nawalib' nominal al decir el nombre de un día, 3Viento, por ejemplo, ya explican por sí mismas, qué es el evento de incepción, el acto sexual, el acometimiento masculino-femenino. También explican, cuál es el proceso de concepción, el embarazo, la postura femenina y, acaso masculina de la gestación de un universo, un CieloTierra[35], un bebé.

34   Tikawex, "crear". Oscar Lorenzo Geovanni Guarchaj Chox. Federico Manuel Tuy Ecoquij. *Diccionario de arcaísmos en el idioma Maya K'iche' y español.* Universidad Mariano Gálvez de Guatemala, 2015.
35   KajUlew, "CieloTierra", palabra compuesta usada para expresar la idea global del mundo o bien, el universo. Como término

Vamos por partes y tejemos para cerrar el textil más tarde. Hemos descrito ya, una faceta de tres nawalib' numerales. El manantial, la retracción y abriendo camino. Uno, dos y tres, respectivamente. Someramente, no está de más decir.

Retornemos a una aserción propia del saber maya auténtico. Los nawalib' numerales, a través de la metáfora y el conocimiento en paralelo de las características del agua, explican la forma en que se da la incepción, en lo humano así, los números explican el acto sexual y la diversidad de este. Explican aproximación y acometimiento, revelan umbral y culminación. De esto, trazando una línea directa que une creación con camino, se deriva que aquellas características propias a la substancia, acto o fuerza de un nawal numeral, son también el impulso básico, denuedo, ánimo inicial, la iniciativa y el empuje esencial de toda persona, sea hombre o mujer. Un nodo explica al otro.

Breve ejemplo. Nawal numeral uno, Jun en idioma k'iche', es el manantial. Comienza camino, agua fresca, silente, en cauce nuevo. Es el inicio, primer paso. Al explicar la interacción de aproximación sexual entre una mujer y un hombre en actividad reproductiva, nawal uno, explica al acto sexual consensual. No hay gran drama, tampoco así alta pasión. No hay factores que conjuguen adición de atmósferas extrañas, planes ocultos o corporeidad disidente o bien extenuación física. Este es un acto sencillo, acordado, breve, casi casual y, al igual que el manantial, es inicio de un camino. En la aserción de la dirección del impulso básico humano, las y los nacidos nawal uno, son tranquilos y, como manantial manante, silenciosos, acuerdan cosas con facilidad, pueden

---

común no se usa para definir a un bebé, se utiliza acá como recurso de exposición del tema.

ser muy influenciables y son francos pero no directos, son fuente de ideas y flujo con todo, todo quieren hacer, todo les atrae. Son compañía clara.

RETRACCIÓN

La formulación del impulso primordial en la conducta humana, es la retransmisión del acto inicial de acometimiento a la sexualidad misma que le ha creado. Un nodo explica al otro.

Ahora un ejemplo más y anotaciones diversas. El nawal numeral dos, Keb', en la variante idiomática del pueblo de mis ancestros, es llamado Retracción.[36] Es ir, transitoriamente, hacia atrás. Descanso, recarga, tomar fuerza. Mirar con cautela. Es cálculo, calcular y es también, el estar atrás u oculto en el ejercicio del poder. Al explicar la interacción de aproximación sexual entre una mujer y un hombre en actividad reproductiva, nawal Keb', explica al acto sexual donde la parte masculina, por diversos motivos, entra en retracción.

---

36   Tzalijem, tzalijem pa aqanaj, uxlanem, retaxik, "retracción, hacerse para atrás, descanso, cálculo".

¿Qué es esto? La parte masculina, desde antes del acto sexual como tal, en sus diversas mecánicas biológicas y, digamos también anímicas, está falto de correspondencia con la parte femenina y, como observación prudente, porque es importante en todos estos análisis, la mujer está receptiva. El hombre está desconectado tanto del momento como del contexto. Es un acto sexual donde ella no experimenta gran placer, esto también es un punto muy importante de análisis, que será explicado en este mismo capítulo. El hombre denota inseguridad pero no es sexual, no es incapacidad biológica como tal. Él no está seguro de tener, querer fomentar o siquiera considerar una complementariedad sexual o de posterior compromiso emocional con la mujer. Así que, el acto sexual como tal, por principio, no es siquiera pensado con afán reproductivo.

Él es más joven y ella mayor que él, provocando así temor, incertidumbre o bien desencadenando ideas sobre manipulación o deserción sobre lo apalabrado o entendido antes. Él es feo, no atractivo o sólo son sus ideas al respecto, sin embargo, se considera, en comparación con ella, menos. Siguiendo la misma línea, él no se considera en capacidad económica, no cree que será capaz o no se siente en el momento de asentar para embarazo, y mucho menos unión y educación. Otro caso sensible, él no es de orientación sexual heterosexual o bisexual y claramente, está incómodo ante la mujer: no le excita, no le cubre en ningún sentido y, este particular caso, podría aún incluir variables que agravan la situación como bien podrían ser, que la unión sexual, desde el inicio, sea resultado de un matrimonio forzado o pactado independiente a la voluntad de uno u otro o de ambos. Otro caso sensible, pero ya grave, disfuncional, es cuando el hombre es forzado a tener relaciones con una mujer con la que no tiene un nexo construido. Es tema de abuso sexual infantil que incluye, en diversos estratos, el manejo de poder sobre una o diversas personas, pudiendo incluir también, a la mujer o bien, venir de la mujer. Esto último, desafortunadamente, ya no es raro.

Otro ejemplo. Él o ambos, están 'desconectándose' por efecto de alguna ingestión. Ingirió alcohol, substancias alucinógenas u otra cosa. Y para todo caso concreto, él no está al momento. Hay otras líneas a explorar, dejemos éstas como suficientes y añado el caso más inocente: él simplemente ha estado enfermo durante ya un tiempo. Sucede entonces que el acto sexual está opacado. Hay nubes de pensamientos que obscurecen la atmósfera total. No hay relación uno a uno entre lo masculino y lo femenino. Y, de hecho, también puede darse en otras ocasiones, en otros embarazos y claro está, también con otras parejas sexuales, lo cual conlleva una pregunta aparte: ¿qué es lo que sucede en el hombre mismo?

Ahora una acotación importante. Para los ajq'ij que levantamos estudios sobre los diversos casos de acometimiento sexual, nos es clara una relación entre el placer femenino como tal, y la salud integral de un bebé, sea mujer u hombre. Hay una relación directa y comprobable estadísticamente entre la resistencia a enfermedades, una dúctil maduración del carácter y una fuerte estabilidad emocional en la persona cuya mamá reporta o bien revela, desde nuestros cálculos, placer e intensidad durante el coito, no menos, claro es, durante el orgasmo. En la receptividad de la mujer y en la forma en que experimenta la culminación del cauce reproductivo, nosotros encontramos claves.

Un ejemplo representativo para cuando los ajq'ij estudiamos a una persona, es aquel en dónde se nos reporta que el sujeto a consulta tiene problemas en los huesos, los dientes, o bien, en articulaciones mayores. Distinguiendo incepción y concepción, nawalib' numerales y nawalib' nominales, siempre y, aunque acá no estoy presentando una tabla, sino sólo los resultados, encontramos que una mujer ausente de placer sexual o bien emotividad en reciprocidad durante el transcurso del embarazo, no logra hacer que la calcificación del bebé sea la correcta. Y así, dando seguimiento a enfermedades o padecimientos recurrentes, permanentes o constantes con variaciones, encontramos que el conteo del día de nacimiento de una persona, el rostro de su día, su siembra cosecha,[37] es la clave en la que se cifra el conocimiento total de sí mismo. Se parte desde el estudio de las interacciones y dinámicas del hombre y la mujer, padre y madre, el punto de origen, sus factores, y hasta la creación completa del ser. Pero embarazo, lo tratamos adelante.

Retornando a retransmisión. En la aserción de las direcciones del impulso básico humano, los nacidos en día nawal dos son personas profundamente observadoras, tímidas, taciturnas pero no ausentes de fuerza o capacidad, simplemente callan al frente y toman control desde su propio espacio. Piensan mucho todo y les cuesta la interacción social. Aquella falta de conexión emocional entre papá y mamá, les es la misma falta de aproximación con la gente. La vida social les cuesta, no así la soledad, la introspección y la cultura cultivada en sus largas faces de desapego con el grupo, la tribu, la manada. Aquellos nacidos nawal Keb', se aíslan, son hoscos, introvertidos y, al interior de sus mundos, buscando y encontrando pasión en asuntos que sólo ellos dominan y comprenden. Ocasionalmente se exponen a la luz, a los reflectores, hacen lo que tengan que hacer y se retiran. Incómodos, se despiden.

---

37   Tik Awex, "siembra, cosecha". Como el título de esta obra.

ENCEGUECIMIENTO

Enceguecimiento nawalil, es decir, enceguecimiento desde las propiedades de las fuerzas que nos componen, es la manera en que los ajq'ij, explicamos un fenómeno peculiar: la obnubilación en los pensamientos al momento de la atracción entre personas.[38]

Si los nawalib' numerales van a explicar el acometimiento y la aproximación de seducción y cortejo que desembocan en procesos reproductivos, entonces por principio, ¿qué es

---

38   Jurep, "una llamarada". Oscar Lorenzo Geovanni Guarchaj Chox. Federico Manuel Tuy Ecoquij. *Diccionario de arcaísmos en el idioma Maya K'iche' y español.* Universidad Mariano Gálvez de Guatemala, 2015; Maqalik, "quieto en la obscuridad", adjetivo posicional que indica que alguien está en la oscuridad, o alguien que no puede ver por un momento, está desorientado, no está en la capacidad de levantar el rostro, no está en la capacidad de levantar su estado de ánimo. Juan Zapil Xivir. *Aproximación lingüística y cultural a los 20 nawales del calendario maya practicado en Momostenango, Totonicapán.* Tesis para optar al título de lingüística en el grado académico de licenciado. Universidad Rafael Landivar, Guatemala, 2007, Pag. 55-56.

la complementariedad entre individuos?, ¿cómo se da esa complementariedad?

La forma más sencilla de entenderlo es el redirigir la atención a la clasificación básica de fuerzas en el universo acorde al acervo de conocimiento maya. Por una parte, está lo 'femenino' y lo otro, lo 'masculino', no siendo esto directamente relacionado con el carácter de reproducción. Es decir, duplicando ahora la clasificación, hay mujer femenina y mujer masculina, hombre masculino y hombre femenino en diversos gradientes de proporción. Esto parte de los índices de seguimiento de los días en el calendario maya. No excluye la diversidad sexual ni las transiciones en ella o hasta alguna nulidad o neutralidad, al contrario, les explican muy bien.

En breve, a manera de juegos de oposiciones complementarias con palabras, se puede entender lo siguiente: lo femenino es terrestre, receptivo, gestante, descender, oscuridad, lo frío, -o aquello que está vertiendo su fuerza en un receptáculo-; visión periférica. Brevemente insisto, ya que la lista es muy grande. Lo masculino es celeste, desembolso, incitante, ascender, luz, lo caliente -o aquello que está tomando fuerza de una fuente-; visión de enfoque.[39]

---

39   En los usos del lenguaje ceremonial, las palabras no necesariamente se expresan como he hecho en esta clasificación. El afán de reducirles así es para lograr un texto menos complejo. Los usos son poéticos y hay que saber entenderlos en reverberaciones de significado. Un ejemplo, xupak'ab'a-xutak'ab'a. Xupak'ab'a es "aquello que ha caído hacía atrás, yacente, boca arriba", es femenino. Xutak'aba' es "aquello que se ha erguido, está levantado, firme", es masculino. Estas dos palabras sirven para expresar oposiciones complementarias. Estar enfermo y estar sano, estar dormido y estar en actividad diurna, haber caído o estarse levantando. La filosofía maya misma es tratada así, xupak'ab'a, "se cayó", cayó durante la invasión europea y colonial. Ahora es tiempo de

En los nawalib' numerales del calendario maya hay 5 que corresponden a lo femenino y 8 que se ajustan a lo masculino. En los nawalib' nominales, hay 13 que son femeninos y 7 que son masculinos.[40] El universo así, 'carga' femenino en su conjunto y hace, de lo masculino, sólo un factor para la continuidad de lo femenino.

Ahora a conjugar. Anteriormente se había mencionado a la unidad guía nawal 3Viento, el día de nacimiento 3Viento. Nawal 3 es masculino y también el nawal del Viento es masculino.[41] Esta conjugación, como substancia, la llamamos masculina completa, sea en hombre o mujer. Ahora un caso muy distinto. La unidad guía 2Semilla, el día de nacimiento 2Semilla. Nawal 2 es femenino y también el nawal de la Semilla es femenino.[42] Esta conjugación es femenina por completo.

Siguiente caso y el comienzo de las diferencias entre la tendencia a ser más impulsivo o bien a tener mayor temple de desenvolvimiento. Unidad guía, nawal guía 5Transformación. Nawal 5 es masculino y es el masculino más rudo de todos, es sumamente arrebatado, bronco, directo, impositivo y, como se ha dicho antes, vertido entre

chatak'ab'a, "levantarle". Para saber más, léase: Florentino Pedro Ajpacajá Túm. *Discurso ceremonial K'iche'.* Cholsamaj, 2001.
40   Al hablar de números en el calendario maya, la implicación es matemática. Es fascinante la forma que toman los cálculos en relación a la posición de objetos estelares y el ser humano siguiendo ciclos derivados de la posición del sol, al momento del nacimiento. Los números maya se estudian en progresión y proporción, armonía. De allí vibración y frecuencia; los números también nos dan la música y el uso del sonido. No se trata de numerología ni adivinanzas o encontrar significados ocultos o por decodificar.
41   Nawal Iq', "nawal del Viento".
42   Nawal Q'anil, "nawal Semilla".

la clasificación de los nawalib' numerales, corresponde
a una forma muy agresiva de actuar en aproximación, en
empuje por incitación. Ahora Transformación, el nawal de
la Transformación es femenino[43] y, como todo lo femenino,
primero es receptivo y abierto, sensible y observador. En
una mujer, este nawal guía provocará una constante de
irrupción de dudas y dificultad de definición personal:
5Transformación, le hará ver marcadamente masculina,
tosca, frontal, impositiva, rebelde sin modo alguno de saber
cuándo se le puede hallar en control. En suma, nawal 5 es
más fuerte en contraste con el nawal de la Transformación.

Un caso opuesto: la unidad guía, nawal guía 2Serpiente.
Nawal 2 es femenino, en su impulso se haya incluso, hasta
algo que podríamos entender como ausencia de impulsos
de aproximación, ya se le ha descrito antes, socialmente es
tímido y tiende a mantenerse oculto. El nawal de la Serpiente,
específicamente la Serpiente Estelar, es nawal masculino.[44]
Como todo lo masculino -hablando de substancias-, pero
en este caso a través del desenvolvimiento y no el empuje, la
Serpiente es dominante, se adentra en algo con mucho tacto,
suave, incluso dulcemente. Luego crece, como enredadera al
cielo. Después se fortalece, comienza, por aguda intelección,
a dominar y cierra, cuando gusta de cerrar, asfixiando y
causando temor. Si es un hombre, la primera impresión
es falsa. A este hombre no se le conocerá bien después de
mucho tiempo. La fuerza de retracción del nawal 2, lo
mantendrá protegido durante mucho tiempo. Suponiendo
que se integra uno a sus formas y afanes de vida, sobretodo
en actividades de desempeño común o compartiendo
responsabilidades, uno se encontrará finalmente, cara a cara
con alguien que todo lo ha entendido desde antes y lo ha

---

43   Nawal Aj, "nawal Transformación".
44   Nawal Kan, "Nawal de la Serpiente".

hecho muy bien. Carácter y su temple está forjado de años y no conoce derrota. Es una inteligencia de la que se habrá de aprender pero no lastimar. Conjugar pero llevando un rol pasivo y callar.

En los dos casos anteriores no hablé del hombre 5Transformación ni la mujer 2Serpiente. No hay espacio, son ejemplos. Las conjugaciones se multiplican de forma impresionante y contundente: se comienza con 260 combinaciones llamadas índice base. Después se añade la conjugación de la influencia del año en que se nace[45] y esto inicia el ciclo de estudio de biorritmos de carácter solar en cada individuo,[46] de este modo ya hay 13,520 casos pero, como las fuerzas no se vierten igual en hombre o mujer debido a un fenómeno que sucede durante el embarazo y que posteriormente describiré, entonces, en total y, para entender de qué se dispone en el acervo milenario, hay 27,040 casos de estudio.

No se estudian uno por uno, imposible. Se les identifica después de entender con propiedad, profundidad y sensatez, al índice base: los 260 nawalib', el calendario del ascenso y el descenso de fuerzas. Calendario de incepción y concepción. Acto sexual y embarazo -en el caso humano-. Calendario del Cielo y Tierra.

Ahora sí, hablemos de enceguecimiento: por principio, es la facultad de atracción, por complementariedad, que se da entre nawalib'. Así de sencillo y complejo a la vez. Se le dice, le llamamos enceguecimiento, ya que funciona primero y

---

45   Mam, "abuelo". Nombre del año solar maya, también llamado agrícola o civil.
46   Este es un conteo especializado a 73 días usado de manera muy sigilosa entre especialistas del calendario cholq'ij.

fundamentalmente bajo la capa superficial de pensamientos. Es decir, la atracción entre personas, independientemente de la forma en que el género[47]participe, no es un asunto del análisis neto de la mente. La mente aporta datos, consiente ideas, ilustra, identifica factores como deseos, planes, búsquedas comunes posibles, pero no toma la decisión final. Si acaso llegase a hacerlo, entonces a eso llamamos conveniencia y queda fuera de la ecuación enceguecimiento-atracción.

Enceguecimiento a veces se confunde con enamoramiento y bien, uno y otro lo parecen ser aunque, a nuestro parecer, el enceguecimiento abarca conceptualizaciones de mayor amplitud. Me explico a continuación.

Anteriormente se expuso que el día de nacimiento de una persona puede considerarse una substancia o bien, y esto es directamente lógico, esa fuerza-cognición,[48] cumple una función diferenciada de acción en virtud de la forma en que se gesta y, lo he insistido, esa cognición es producto de la atmósfera y condiciones dadas durante el embarazo. Dicho de otra manera, pensamos como nos crearon y todos lo hacemos distinto. Esa fuerza-cognición o substancia-cognición resultante es lo que los guías espirituales maya llamamos Nawal.

Ésta no es la única manera de definir a un nawal pero es la que se utiliza aquí, ahora, en este contexto. Retomo a partir de lo escrito al inicio. Cada nawal, -en plural nawalib'-, es una

---

47   Género como substancia, lo femenino, lo masculino.

48   El término cognición asociado ya a substancia a partir de la premisa antes expuesta "ronojel jalan wi uchomaxik", todo tiene una forma de pensamiento.

substancia diferenciada, una cognición y una conciencia[49] propia que se clasifica en la dualidad femenino-masculino. El enceguecimiento así, es la complementariedad dada entre opuestos. Opuestos que se complementan y forjan un sentido común. Así de sencillo y complejo a la vez.

Un ejemplo e hilvanamos. El nawal guía o unidad guía 2Semilla, descrito anteriormente, es doblemente femenino. En el impulso básico, nawal 2 es sensible y retraído. En el desenvolvimiento, el nawal de la Semilla es también sensible y de apertura, característicamente productivo y latente en capacidades de aprendizaje y acción diversas. Supongámosle ahora en una mujer. El nawal guía o unidad guía 3Viento, descrito brevemente también, es doblemente masculino. En el impulso primordial o básico, nawal 3 es frontal y abre camino, halla siempre la forma de continuar. En el desenvolvimiento o carácter, el nawal del Viento es de empuje constante. Insufla fuerza, halla la forma de dar fuerza a aquello que lo necesite. Exige, pero se suma en la acción. No quiere detenerse. No se atiene a esperar, ya está actuando. Es intolerante a la frustración, de forma tal, que intenta y reintenta acciones hasta llegar a donde guste llegar. Supongámosle ahora, en un hombre.

Sin insistir mucho, es notorio. Las fuerzas a considerar hacen acción complementaria. En la mujer del ejemplo, su fuerza de incitación es nawal 2, nawal 2, femenino, es retracción y retracción es precisamente la incitación del nawal 3 del hombre, ya que nawal 3, masculino, gusta de abrir camino. Así entonces, estos dos no tienen conflicto en cuanto al acometimiento o aproximación, impulso inicial.

---

49   Los términos cognición y conciencia se usan asociados a nawal, según el contexto.

Tampoco lo tendrán en el carácter o desenvolvimiento, ya que el nawal de la Semilla de la mujer es femenino y latente de capacidades por desarrollar que requiere, como requiere toda semilla, de una fuerza que le complete por auxilio. El auxilio, asistencia o fuerza de complemento o empuje, lo da el nawal del Viento del hombre. El nawal del Viento es masculino y gusta de insuflar a aquello que requiere ganar fuerza y mantenerse en acción. Ésta es una atracción complementaria y es una fórmula o juego nítidamente en balance, e incluso, no pensándole entre individuos humanos que dan cauce a fuerzas del universo, también vemos a la semilla, en la etapa previa al advenimiento de las lluvias, siendo auxiliada por el viento, en plan de dispersión para caer en la tierra que, de buenas esté fértil y entonces, lo latente de sí, germine resultando en una planta nueva.

Lo complejo y sofisticado en el calendario maya es que se parte de 27,040 casos a tratar. La ecuación femenino-masculina, humanidad-maíz, 260 días, Sol, Venus y Tierra se podría volver una ciencia contemporánea si acaso la ciencia voltea la mirada al bebé en gestación, a la madre, al punto de origen. Ancestralmente, hemos conservado nuestra ciencia, legado único.[50]

Explico para cerrar este tema y tomo cuerda de varias partes de la trama. Comienzo con los otros ejemplos expuestos: la mujer 5Transformación y el hombre 2Serpiente. Aquí hay conflicto cruzado: el impulso rudo y masculino del nawal 5 de la mujer chocará con el carácter masculino y de furia del nawal de la Serpiente del hombre. Ella haciendo todo

---

[50] Oj kijotoyal ri e k'iche'ab', "somos descendientes de los k'iche' ". Oscar Lorenzo Geovanni Guarchaj Chox. Federico Manuel Tuy Ecoquij. *Diccionario de arcaísmos en el idioma Maya K'iche' y español*. Universidad Mariano Gálvez de Guatemala, 2015.

a la primera y frontal al toque y él empeñándose en tener dominio y control. De aquí, la toma de decisiones entre ambos será una fuente constante de conflicto. Si fuese un caso del que me tocaría ofrecer consulta, yo diría que acá no hay complementariedad de oposición. Acá fuerzas dominantes tienen paralelismos graves y eso difícilmente se resuelve. Ni me desgasto en consulta ni, como aquí, estudio al nawal 2 del hombre y al nawal de la Transformación de la mujer. Ya no tiene caso.

Queda entonces abordar la razón por la que el enceguecimiento, aunque ocurre ante el plano de las ideas y los pensamientos, esto es, en el común denominador de las acciones de la mente, se experimenta como impulsos de atracción fuerte, determinante, muy activa, sin tregua. La razón cognitiva, ya que ya se expuso cómo sucede entre nawalib'.

Al ser humano le definirán los días-substancia nawalib', cada una de ellas tiene una forma específica de acción, esa forma específica de acción actúa en organización y, como cognición, cada día-substancia, 'piensa' en sus propios términos. Somos un conjunto de entidades.[51] Al contrario de cómo habitualmente se mira a una persona en el mundo occidental, nosotros los guías maya ajq'ij, no consideramos a los seres humanos como una constante unificada de conciencia: somos muchas conciencias y fenómenos de cognición.

Este asunto se aclarará en los siguientes capítulos. Ahora sólo se subraya que la forma de cognición o pensamiento que determina la atracción no pende de resoluciones en la mente

---

51   Ch'ob'oj, "consejo, sesión, reunión de miembros para discernir un tema".

activa de un adulto, sino que atracción, enamoramiento y enceguecimiento, se forjan durante el embarazo ante las influencias dadas en la madre creadora, fuente manante de experiencia y crecimiento para el bebé.

La fórmula es muy sencilla para nosotros: carencias y excesos durante el embarazo determinan posteriormente búsquedas y rechazos.

Y entonces, tocando distintos puntos de inicio en este entramado de explicaciones, los guías espirituales maya tomamos nota del día de nacimiento de una persona. A partir de diversos análisis en cuánto a la dinámica de las fuerzas componentes, substancia-nawal, encontramos la historia nítida de la formación y gestación de una persona. Atracción y enceguecimiento pudieron darse o no, entre mamá y papá. Conveniencia también pudo haber o bien, pudo no existir ni lo uno ni lo otro. Como sea, en las unidades guía o nawal guía que componen cada uno de los elementos del calendario maya, está la clave de razonamiento de esto. En la incepción y concepción de nuestro ser, está la fórmula y ecuación de los impulsos y cogniciones que toman la decisión que deja perpleja a la mente al momento de la atracción irresistible. Esa, la ciega.

LA GESTACIÓN DE UN UNIVERSO UXLAB'

||

Al momento de la incepción exitosa, es decir, al momento en que el óvulo queda fecundado, una parte de la fuerza de mamá y otra parte de la fuerza de papá se unen para formar un ser nuevo. Sí, obvio. Ahora la perspectiva de las autoridades ancestrales maya en cuanto a ese momento clave. Nosotros decimos que hay un 'desprendimiento' de fuerza vital en cada parte y que este desprendimiento se unifica o se aglutina diferenciado de las fuentes de las que procede. Le llamamos Uxlab'.

Uxlab' es exhalación. Vapor. Aliento. Es irradiación, implica también exudación, vaho, sudor, olor y sabor.[52] Según la conjugación y, sobre todo a través de las formas arcaicas de

---

[52]   Florentino Pedro Ajpacajá Túm. *K'ichee' Choltziij*. Cholsamaj, 2001.

significado en el idioma k'iche', uxlab' explica tanto a una fuerza vital que es entidad como a una forma específica de percibir y sentir.[53]

Conjugando léxicos y traduciendo del idioma k'iche', se reformula así: al momento de la incepción, una parte del uxlab' de mamá y otra parte del uxlab' de papá, se unen en torzal para forjar la vida, el uxlab' del bebé. A partir de este momento, las autoridades ancestrales maya, los ajq'ij, consideramos no sólo vivo, sino en plena conciencia a esta vida nueva.[54]

Es una afirmación inquietante ya que, por principio, desde el establecimiento de lo biológico orgánico en reproducción, aparece, de alguna forma y antes del desarrollo del sistema nervioso central o del cerebro o de órganos, una forma de percepción, tacto y diferenciación, es decir, una forma de conciencia.

En tiempos coloniales, durante la invasión e influencia europea, el término uxlab', al hablarse en español, se hacía equivalente al término 'alma', 'alma interna', sin embargo es incorrecto.[55] Al hablar de las propiedades del uxlab', es notorio inmediato que nada tienen que ver entre sí. Sólo fue una adaptación en medio de situaciones críticas. Contemporáneamente, para buscar equivalencias concretas,

---

53   Roberto Martínez González. *Las entidades anímicas en el pensamiento maya*. Estudios de cultura maya, vol.30. UNAM, México, 2007, Pag. 153-174.

54   Si bien el término uxlab', en la connotación de exhalación, se relaciona con el aire y los pulmones, por extensión conceptual, también es insuflación, dar vida. Pedro Florentino Ajpacajá Túm. *K'ichee' Choltziij*. Cholsamaj, 2001.

55   Evon Z. Vogt. *Los zinacantecos, un grupo maya en el siglo XX*. Secretaría de Educación Pública, México, 1973.

quizá menos forzadas y no religiosas, se pueden usar diversos términos. Bioenergía, energía así simple, bioemanación, bioemanación consciente, etc. Se seguirán buscando acorde al paradigma científico occidental en boga. Dejémoslo de lado.

Desde la ciencia ancestral maya, a uxlab' se le identifica con dos propiedades. Una es K'uxlaxik, o la facultad de pensamiento residente en la fuerza vital, en el corazón o bien incluso, en la sangre.[56] K'ux significa corazón, esencia, núcleo, centro. K'uxlaxik entonces, es la palabra que usamos para hablar de conciencia. Estar consciente, pensar de forma profunda, 'interna', incluso meditativa, no mecánica y no a través de las formas propias de la mente: no hay análisis, síntesis, derivación, comparación, clasificación o índices de experiencia y memoria por experiencia. K'uxlaxik es una conciencia latente pero silenciosa, más cercana a la intuición y la creatividad.

La otra propiedad de uxlab' es llamada Na'oj. Na'oj es una sensibilidad al entorno, al tacto, al toque, a la influencia del contexto. Incluye al tacto físico, es decir, uxlab' como conciencia interna 'siente' y lo hace a través de la percepción corporal misma. Uxlab' sentirá, resentirá junto al conducto físico que le hace enfoque y eje.

En un bebé, al momento de la incepción exitosa, una parte de la emanación de conciencia y fuerza vital de mamá se une, aglutina en torzal, a la emanación de conciencia y fuerza vital de papá. Ese torzal que las autoridades ancestrales maya

---

56   Uloq'mayil k'uma'jil, "sagrada sangre". Oscar Lorenzo Geovanni Guarchaj Chox. Federico Manuel Tuy Ecoquij. *Diccionario de arcaísmos en el idioma Maya K'iche' y español.* Universidad Mariano Gálvez de Guatemala, 2015.

llamamos vida, es indiferenciado de su fuente, es decir, no retiene la conciencia de los progenitores, al forjarse en el bebé, es nueva y neutra. Lista para la percepción y el tacto. Lista y, por ello, consciente durante el resto de vida de una persona, sólo que el momento del embarazo es el crítico, el más importante, decisivo. Fundamental. Todo este ensayo se basa en eso. Uxlab', conciencia interna de bebé, es el punto de enfoque para toda determinación de estudio en un individuo.

Cuando una autoridad ancestral capacitada en las formas más complejas y sofisticadas del calendario maya levanta un estudio a partir del día de nacimiento de un individuo, entender qué sucedió ante el uxlab', conciencia de bebé, explicará enteramente la vida: toda sucesión de actos cognitivos, los pulsos biológicos ligados al sol. Todo en la salud. Vaya, todo.

Ahora un retorno y atamos cabos principales del entramado. Para nosotros ajq'ij, así como para cualquier mujer que haya tenido un hijo, el bebé vivo está consciente. Ésta es la primera observación filosófica maya. "Todo tiene vida", y además de la directa mirada sobre el crecimiento en el vientre de la madre, nosotros consideramos, entendemos y hacemos ocasión de múltiples exploraciones, la forma en que el bebé manifiesta formas de pensamiento en virtud de sus movimientos, la respuesta física de la madre a variaciones en la actividad interna, la salud de ambos en dirección continua a la toma del pulso y del examen de ojos -o bien la mirada- de ella en consulta. Se explora continuamente el contexto siendo un punto principal lo siguiente: ¿quién es, dónde está el padre?

"Todo tiene una forma de pensamiento." En las etapas tempranas, solamente hay un pensamiento uxlab' en el bebé. Hacia las etapas finales del embarazo ya se detecta otra forma de cognición, aquella de la mente que comienza a absorber ciertos estímulos. En esas etapas finales del embarazo uxlab' y la primera dinámica de la mente ya se conjugan. ¿Cómo lo sabemos? Ancestralmente, el trabajo ceremonial y pragmático de una partera maya, consistía en hacer comunicación directa con el bebé. En la forma más sencilla y hermosa: cantando. Cantándole.

Previamente han sido hechos análisis y estudios. En consulta se entiende qué hace el par progenitor. Qué sucede, qué respuestas da mamá. Y en esa misma ocasión se observa también qué respuestas da bebé. Qué posición tiene, cómo responde a través de la facultad na'oj, sensible de uxlab', al tacto de la partera. Bebé tiende a moverse, a manifestar distintas formas de actividad mientras se le canta, mientras se le habla.[57] Aunque acá no son provistas tablas de entendimiento de esto, por exhaustivo y complejo, si puedo hablar de las conclusiones: bebé piensa acorde al contexto de vida que experimenta mamá, a su situación interna, responde a sus emociones, bebé sabe en qué situación está ella. Cotejando lo expuesto por la mamá en consulta junto con posición, movimientos y actividad de bebé, se infiere con claridad su situación. Qué siente, qué protesta, qué le motiva, qué le activa. Incluso cuando hay consultas continuas, el bebé va aprendiendo del guía espiritual que canta.

---

57   Ch'uyuwik, "menearse, moverse". Término arcaico k'iche' que da a entender el movimiento como forma de comunicación.

A veces forzamos a bebé a responder elevando el tono del canto, a veces suspendiéndolo, haciéndolo discontinuo. Responde y suceden cosas maravillosas. En ocasiones se acomoda solo, en ocasiones, la salud de mamá mejora instantáneamente, a veces, preguntas hechas durante consulta, aparecen como respuesta en los sueños de mamá.

No es difícil de entender. Sólo imaginemos la diferencia en la situación de un embarazo donde la madre experimenta violencia. Acá hay dos variantes iniciales: si ella sólo resiente o bien si ella responde de vuelta. Las otras dos siguientes son si es niña o niño, pero esto se infiere posteriormente. Y también podría haber un desajuste total si acaso ella recibe violencia pero resulta que le agrada. Todas estas variantes producen muchas formas de respuesta en bebé. Para comenzar, se toma en consideración la fecha de nacimiento de la madre. Se pregunta la del padre.[58] Se levanta un análisis para determinar complementariedad, enceguecimiento o conveniencia. Acaso también, violencia e irrupción frontal desde el inicio. Esto nos da las coordenadas de estudio. Conforme avanza el tiempo y el crecimiento se va dando, a cada una de las formas previas descriptas, le corresponde una posición en el vientre de mamá y determinadas formas de oscilación en su salud. Ante la intervención ceremonial de canto y masaje en el vientre de ella, lo primero que se reconoce son formas de cognición, conciencia y respuesta. Bebé piensa, prepara su propio nacimiento.

Es una ciencia, con datos y estadística. Ciencia oculta a ojos ajenos debido a las formas de resistencia cultural y espiritual en alta actitud de resiliencia hecha por las autoridades ancestrales.

---

58   Si se supo quién es.

Cantar es importante. Los cantos dirigidos a los bebés tienen muchas entonaciones y variaciones. Durante consulta se modifica al tacto de las tres partes presentes, mamá, bebé, ajq'ij.[59] O bien cuatro, si hay además, consulta frente a altar del guía espiritual. Esto último puede o no ser necesario del todo, sirve como ayuda, y esa ayuda se da en la forma del establecimiento y reforzamiento de confianza interpersonal. No profundizaré en esa parte ahora.

Hubo toda una línea de cantores ceremoniales especializados, mujeres y hombres. Cada nacimiento exitoso revelaba el poder personal de la guía, su experiencia, su talento y compromiso. Sirva este ensayo para que salga de vuelta a la luz este conocimiento: se le canta al universo contenido, en la facultad femenina, de crear un mundo nuevo.

Jurab'aj B'ix
Canto Oración

Alaj ne'
Alaj ne'
    Pequeña bebé
    Pequeño bebé

At ri' ri atuxaq
At ri' ri atk'ak' ra'
    Vos que sos la hoja
    Vos que sos la nueva rama

59   Y no sólo el canto como tal, sonido, vibración, armonía, frecuencia. El amor de la madre y el padre o el complemento afectivo a ella, no sólo la suposición sobre una bioquímica que establece vínculos automáticamente.

¡Chinatatab'ej!
¡Chatatab'ej we b'ix!
        ¡Escúchame!
        ¡Escucha este canto!

Xa jub'a' tzij
Xa jupaj tzij
        Es sólo una palabra
        Es sólo una plática

Wene' tajin katachik'anik
Wene' atwarnaq
        Tal vez estés soñando
        Tal vez estés durmiendo

¿Atkosnaq?
¿Attuqarnaq?
¿La utz kintzijon awuk'?
        ¿Estás cansada?
        ¿Estás cansado?
        ¿Puedo hablar con vos?

¿Atkosnaq?
¿Attuqarnaq?
¿Tajin katachik'anik?
        ¿Estás cansada?
        ¿Estás cansado?
        ¿Estás soñando?

Kwaj kintzijon awuk'
K'o jupaj nutzij chawech ruk' rutzil nuk'ux
        Quiero hablar con vos
        Tengo una palabra de mi corazón para vos

Rumal awech k'as ri nuk'ux
Rumal awech tz'aqat we nuk'aslemal.
>Sos la razón por la que mi corazón palpita
>Sos la razón por la que mi vida está completa.

Ajq'ij Te'k Warchaj Ajtz'alam

"Todo tiene una madre y un padre", o bien, "todo tiene un principio femenino y un principio masculino que da inicio o nacimiento."[60] Aparte de la lógica obvia reproductiva o bien de la nueva lógica de inseminación, lo realmente ideal durante el embarazo, es que haya un balance entre la mamá gestante y una pareja complementaria. Si balance es difícil, 'pareja complementaria' también lo es.

Comenzando por pareja o la ausencia de pareja. El balance directo se da sobre la conciencia de bebé, en la forma de madre y padre o bien de complemento masculino a la mamá. El primer complemento masculino podría ser el papá como tal, pero sabemos que esto no necesariamente sucede. Se exponen dos casos: que cuando el papá esté allí y su presencia e influencia se da en reciprocidad a las necesidades afectivas y de atmósfera gestante de mamá, supongamos, en todas las formas de asistencia a ella; el segundo caso es el padre no esté y en su ausencia, ella tenga que resolver todo en el conjunto de actos y acciones que desemboquen hasta el nacimiento.

---

60   La determinación de estos principios, es matemáticamente muy sencilla. Sobre el conteo regular del calendario se hace cómputo de 9 posiciones hacia adelante, a partir del día-substancia base e incluyéndole, para encontrar la concepción o parte femenina. Desde el día base, 13 posiciones hacia delante dan la parte de incepción o masculina. Lo masculino es Tik, "plantar, sembrar", lo femenino es Awex, "cosechar".

No es tan sencillo ya que, por género, decir complemento masculino, no necesariamente implica ni a un hombre, ni al papá biológico. En caso de la ausencia del padre progenitor, la presencia que compensa, si se llega a dar compensación, puede ser la de un hermano menor, mayor, el padre mismo de mamá, un familiar, un amigo, una expareja, o una pareja que no es el papá, incluso una pareja que cree que es su hijo. Y desde aquí, se desprenden muchas variantes más, por ejemplo, que la mamá sea homosexual y su pareja complementaria sea otra mujer. Otras dos variantes: que ella cumpla roles ambiguos o de marcada presencia complementaria masculina. Y más y más variaciones ya que con un ligero cambio en cada caso, la percepción de bebé absorberá las diversas condiciones para responder en tranquilidad o intranquilidad durante su crecimiento.

Regreso a dos párrafos atrás. El padre biológico o figura paternal que compensa o presencia masculina alterna o presencia de pareja homosexual cumpliendo roles de asociación, bien podrían estar allí durante todo el embarazo, pero también, podrían no estar proporcionando nada de lo que mamá necesita, siendo principalmente, el afecto y cariño por principio. Podría haber violencia, que se puede externar como violencia física o como cruda indiferencia a la mamá. Podría haber momentos en tranquilidad y luego sorpresas en desajuste de continuidad como, por ejemplo, que la pareja se ausente por mucho tiempo, tenga que viajar, se marche definitivamente, retorne de la nada, se le sospeche estar en otra relación, se le sospeche en su propia orientación sexual. Es claro, no es posible retratar en catálogo, todas las posibilidades dadas.

Lo mismo ocurre los casos de ausencia de pareja. La cantidad de variaciones en el sentir de mamá frente a tal situación es muy grande. Desde el colapso emotivo hasta episodios de rechazo a la situación, al bebé, a la vida, a la suposición de un dios o alguna formulación de espiritualidad en que se desenvuelva; colapso de ideas, angustia desesperación o justo, todo lo opuesto, tan opuesto como el balance y la tranquilidad.

Sorpresa. Balance y tranquilidad.

Los casos de presencia de pareja, la que resulte, o de ausencia de pareja, lo que resulte, son imposibles de describir incluso en catálogo o tabla. Nuevamente, como fue dicho con anterioridad, cada caso de incepción y gestación implica, desde el estudio del calendario maya, la conjugación básica de los 13 nawalib' numerales y los 20 nawalib' nominales. Posteriormente se diferencia según el género del bebé, luego el número de bebés en gestación y también los casos de oscilación durante los meses de gestación. Sin embargo, la clave de esta conjugación entre incepción y gestación, acto sexual procreativo y aproximación, embarazo y desenvolvimiento, está resuelta en la matemática oculta de la lectura del calendario cholq'ij.[61]

Me propongo irlo descubriendo a intelección con interés. Antes hay que avanzar en este mismo texto. Enlistar las tablas es imposible pero todo se puede reducir a cuatro tipos básicos de embarazo dependiendo de la conjugación entre el principio femenino y el principio masculino -conforme

---

61   Apab'yan Tew. *Ilb'al Wuj, Libro de la Claridad.* 2017, en preparación. (Para consulta sobre definiciones y explicaciones amplias de los 33 Nawalib' componentes del calendario k'iche'.)

lo masculino esté presente o ausente-. De las cuatro formas básicas de acción de gestación, provendrán a su vez, cuatro tipologías índice de impulso y carácter en el ser humano.[62] Son matemáticas sencillas pero devienen a números gigantescos.

Avanzando sobre lo expuesto atrás y revelando conclusiones sorprendentes de esta ciencia, unos apuntes más. "Todo tiene un principio..." Sí, y en mamá está la clave de todo. Desde su capacidad biológica de creación y aún independiente a su orientación sexual o a oscilaciones o indefiniciones en ello, ella es la clave completa. Sus impulsos y carácter, más un temple específico, pueden resolver cualquier caso de presencia o ausencia de pareja y desde ella misma, por propiedad gestante, llevar el mejor de los embarazos en cualquier condición posible. ¿Qué es esto? Ella puede ser el balance completo. Si bien lo ideal en la lógica obvia reproductiva es que haya un equilibrio entre mamá gestante y pareja complementaria, esto no es ni decisivo ni definitivo. Ella puede revertir y también reformularlo todo. La mujer crea al universo.[63]

---

62   Inquietantemente paralelo: Helen Fisher. *Why him? Why her?* Holt Paperbacks, 2010.
63   Aquí hay que mencionar un detalle referente al vínculo de la madre con el bebé. El enlace establecido durante el embarazo y aquel posterior al momento de nacimiento, que se espera, cuando es saludable, sea continuo y estable en virtud de los estímulos que el bebé ha absorbido a través de uxlab'. Un cambio drástico de actitud al momento del nacimiento, puede desembocar en un caos de aprendizaje para la mente que apenas cubrirá su parte de percepción y consolidación. Dar en adopción al bebé, abandonarlo, aún creer o suponer un mejor destino en manos de otra persona, puede ser determinante para la creación de diversos tipos y formas de desequilibrio o adaptación posterior en la persona. En otro caso, aquel donde el bebé es bienvenido después de un embarazo que primero fue de rechazo, no conlleva implicaciones de

¿Qué es ese equilibrio, ese balance? Es la conexión en especificación que bebé o los bebés hagan con la madre y la parte complementaria. Otra situación ideal: que bebé haga conexión sana con un principio femenino, mamá, y con un principio masculino, como resulte o se pueda dar, siempre será lo mejor. Los números y las conclusiones al momento del parto son contundentes. Sin embargo, lo ideal se enfrenta continuamente, a repechos de accidente, sorpresa o inutilidad: no siempre se sabe qué hacer en la vida, menos aún, si el embarazo enfrenta muchas dificultades y esto lleva a otro punto.[64]

La mujer crea al universo pero también puede destruirlo. Bebé puede rechazar toda conexión. Lo femenino le puede ser agresivo o inquietante y de temor. Lo masculino lo opuesto y la conexión entonces, se dan al exterior. Aquí también hay una gran cantidad de variaciones en conjugación sobre tiempo en el embarazo y esa conexión entre bebé y su universo gestante: la madre. No obstante, allí no termina esto. Bebé puede rechazar conexión alguna con ambos desde el inicio y, otra vez, hay variaciones numerosas. Bebé queda en indefinición, su conciencia no termina por entender para resolver qué hacer. Lo inmediato se manifiesta como enfermedad en mamá hasta llegar al aborto o a complicaciones que llevan a buscar la forma de terminar con

tanta gravedad pero si hay extravíos menores en la nueva y floreciente percepción del bebé. Lo peor es, en todo caso, el rechazo, sin embargo, nada es definitivo, sólo son condiciones que hay que entender para poder atender. (En nuestra cultura, se consideran siete años para mantener un vínculo posterior al parto. Nadie debe regañar, amonestar o castigar a bebé, sólo la madre "que lo cargó", por ejemplo.)

64   Y la tecnología nueva. ¿Qué tal el vínculo con una máquina inteligente complementaria a la madre? Un avatar, un personaje ficticio programado para interactuar con una madre soltera. Hay una reducción de la ansiedad en ella y, por tanto, un embarazo y partos más estables.

el embarazo. Y no está de más decirlo, bebé es consciente del aborto inducido, sabe que cesará su vida.

El estrés intenso en la madre es otro factor importante que puede provenir de otras condiciones que le afecten: una enfermedad grave o la muerte repentina de un miembro cercano o muy querido. El estrés y la pérdida de la conexión de bebé con los principios gestantes, por muy diversos motivos, lleva por ejemplo, a la explicación básica de la homosexualidad desde la creación. En este caso no se trata de una destrucción, por supuesto que no, no es el rechazo a bebé tampoco, es una falta de identificación o declinación que queda ausente en bebé. Lo femenino o masculino queda por resolverse al nacer y claro, no por lo biológico sino por compensación a la carencia de estímulos en la cognición uxlab' de bebé. No es insano, es solo una condición de creación.

"Todo tiene una forma de comunicación o diálogo." La mujer se trasforma durante el acto de creación y también, regido por uno de los días-substancia del calendario maya, se le entiende entregando su fuerza interna en virtud del crecimiento de lo otro. Dejaremos ya de lado la palabra 'ideal' para concentrarnos nada más en ciertos casos o condiciones, sin calificarlos.

¿Qué has soñado?, ¿te has despertado en sueños?, ¿le cuentas tus sueños a alguien? No sobra decirlo otra vez, prácticamente la mitad de la vida que invierte uno en aprendizaje del calendario maya, se da soñando. Hay que saber soñar, incluso más, que el saber vivir. Todo sueño dado es inmediatamente leído en virtud del día en que se da acorde a nuestra cuenta del tiempo. Cada día tiene una substancia diferente y, por ende, hay que identificar al emisor del sueño en medio del significado de la substancia del día. Cabe decir, también hay sueños 'vacíos', sueños sin sentido alguno.[65]

El bebé, podría decirse sin equivocación, vive soñando. La razón de esto es que la entidad de conciencia que se identifica cuando un individuo que ya nació está soñando, es también la conciencia uxlab', uxlab' y su propiedad k'uxlaxik de cognición y su propiedad na'oj, de sentir. De hecho, yendo un poco más adelante, se podría decir que el vivir mismo es una forma distinta de soñar o soñar, la otra forma de vivir. Y desde esta perspectiva, las y los guías espirituales buscamos, a través de la lectura de los sueños, al bebé como entidad que comunica su percepción a mamá. Y no hay mamá que lo niegue.

Identificado el emisor, se lee, para traducir el mensaje, el día de nacimiento de la madre. Después se contrastan los elementos presentes en el sueño narrado, breve o corto o en segmentos o bien incluso, fragmentado. El análisis de la significación que la mamá tenga de esos elementos presentes en el sueño también es importante ya que a veces, la significación escapa a la matriz cultural maya. Y un caso sorprendente, si la mamá es partícipe de la cultura, ciencia y espiritualidad nativa, es posible que esté siguiendo el conteo de los días. Esto mismo ya es una forma de comunicación con el día-substancia, así que no es difícil que los ciclos del calendario maya, en su repetición retorno cada 20 días o cada 13 días, revelen poco a poco, como en episodios, toda una trama de sueños.

---

65   Barbara Tedlock. *Knowledge that comes in the dark: highland mayan dream epistemology.* RMEA, XXIX, 1993. Pag. 115-123.

Anteriormente se enfatizaron algunos términos como presencia o no presencia de la pareja o elemento complementario, balance o no balance en el sentido interno de mamá, carencias o excesos en el contexto o atmósfera, conexión y no conexión en la percepción de bebé. Esto es lo que hay que identificar al traducir los sueños. Luego, como fue mencionado anteriormente, bebé se mueve, cambia de posición. Oscila la salud de mamá, declina, mejora. Bebé se mueve al tacto del habla y canto del guía espiritual ajq'ij. Responde al masaje dado a mamá, se le acomoda pero bebé puede volverse a desacomodar o acomodarse sólo, solito después del canto. Bebé comienza a aprender y, a través de movimientos clave en plena comunicación con mamá, los guías espirituales maya les presentamos el mundo al que han de llegar y se les ofrece, de antemano, amor, comprensión y asistencia. Fuerza, dulzura y claridad.

"Todo pertenece a un sistema." Durante el embarazo papá o un elemento dúctil complementario, podría no estar presente y sin embargo ser una condición relativamente sana si él es violento o inestable. La presencia de papá -o su sustituto-, podría ser nociva o perjudicial al bebé si es una presencia forzada. Mamá, de cualquier forma, resentirá ambas condiciones. La clave de todo durante un embarazo está en mamá porque ella siempre estará allí. Sea quien sea ella, sea como sea que se comporte y responda, ella es la clave. Mamá puede oprimir, mermar o puede hacer que se acrecente la fortaleza original de la conciencia-cognición y fuerza-salud en un bebé.

El embarazo no es un proceso automático. Bebé pertenece a un sistema dinámico en el que todo elemento, como estímulo o ante la percepción propia de él, puede generar declinaciones a su impulso, es decir, bebé comienza a decidir.[66] Mamá puede revertir todos los procesos nocivos de la masculinidad durante el embarazo o ella misma puede ser nociva con el bebé. La clave siempre está en la mamá por gestante, como sustentante: mamá está creando un universo siendo ella misma un universo completo. Al estar creando ella un universo, todo lo que devenga de lo femenino y cómo entienda ella lo masculino o lo complementario es de una decisiva importancia para el bebé. Mamá genera así, queriendo o sin querer, dos posibilidades grandes. Una de estas posibilidades es que el bebé, de sentirse oprimido, sienta ya de entrada un rechazo por lo femenino que lo está gestando, el bebé forja una aversión. La otra posibilidad es que el bebé sienta lo opuesto. El bebé, al sentirse admitido y querido, genera un apego, el bebé está en adhesión. Lo importante de esto es que después, al momento del nacimiento, las fuerzas que compondrán la conciencia-cognición del bebé en el mundo externo a su creación, llevarán implícitas esas dos posibilidades. O se tiene una adhesión firme al universo o se tiene literalmente un rechazo y, por ende, una falta de identificación y un espacio en la vida. La primera posibilidad es de aquella persona que siente el universo como su hogar. La segunda condición es de aquella persona que nunca sabrá cuál es su lugar y sentido en este mundo. Mamá nos vuelve o lo uno o lo otro desde el sustento básico.

Distintas condiciones y relaciones de lo femenino y lo masculino se darán durante el embarazo pero sólo una, la condición dominante, es la que hay que estudiar con

---

66   Por ejemplo, la expresión de la emotividad y la sexualidad en un adulto, se da como resultado de los estímulos dados entre mamá y bebé, durante las últimas fases del embarazo y en la forma de nacer.

detenimiento. Lo esporádico apenas cuenta. Un bebé creciendo en el vientre de mamá va percibiendo todo lo que está alrededor. Ese bebé va absorbiendo todo en un estado profundo de sensaciones.[67] Ese estado profundo de sensaciones es parecido y, a veces equivalente, a lo que uno, ya mayor, percibe en sueños. Durante ciertos sueños uno está en constante contacto con uxlab'. Hay casos, a todos nos ha tocado, en que uno ni siquiera sabe quién es y al despertarse, 'uno' pareciera reencontrarse con algo ajeno. Los bebés entienden la mecánica de interacción entre lo femenino y lo masculino o complementario. Mamá, de por sí, tiene también una necesidad fuerte de elementos sustentantes: alimento, emotividad, atmósfera. Una mamá primeriza tiene una ansiedad mayor que una mamá con experiencia. Una mamá que ya se separó del primer padre y tiene un segundo hijo con otro padre tiene un tipo distinto de ansiedad o una parecida pero con más carga o bien, nada de ansiedad. Desde luego, hay muchas otras variantes, por ejemplo: el segundo esposo, la segunda pareja, la tercera, la que sea, quizá se dejó gobernar o negoció distinto el manejo de responsabilidades en el embarazo. El bebé absorbe todo.

Hay algo asombroso en esto que se irá aclarando en el texto: el bebé, en virtud de su conciencia uxlab', ya sabe quién es y qué género biológico tiene. Es más, bebé se va formando físicamente ya, acorde al día de nacimiento, día-substancia Nawal, en que nacerá.[68] Maravilloso. Escribirlo en este lugar es sólo para recalcar lo siguiente: es importante que mamá no esté bajo estrés traumático, no haya violencia

---

67   Bebé no sabe de ética, moral, filosofía, cultura o religión, ¿qué mensaje del mundo externo se le está dando?

68   Inquietantemente paralelo: Steven Pinker. *The Blank Slate: The Modern Denial of Human Nature*. Penguin Group, 2003.

física dirigida continua y evitar el embarazo si ella está en una condición clínica crítica. Esta dupla, entendimiento de género y fortaleza física, pueden quedar en ambigüedad, indefinición permanente y disfunción en bebé.

Nada queda aislado, ningún acto de la característica que sea. Ya se ha dicho, acá no hay positivo ni negativo, no hay bueno o malo, sólo actos y sus consecuencias. Por ejemplo, no es nada sano para el bebé hacer un parto programado. Vale estar preparado en fechas de expectación o resolver el parto en emergencia, pero no programar por conveniencia de tiempo. Bebé puede "enfadarse" si antes no se dialoga y se le explica por qué se hace tal cosa. Se rompe un equilibrio. Se extravía al bebé de las condiciones dominantes durante su gestación, le resulta arbitrario. Al nacer y durante su posterior crecimiento y educación tendrá dificultad para entender la disciplina o bien la autoridad que disciplina y esto, solo para empezar.

Si mamá o papá, o quien quiera que éste sea, está haciendo énfasis en esperar a un bebé de género distinto de lo que la cognición uxlab' ya sabe,[69] sí se es mujer y se espera hombre o si se es hombre y se espera mujer, o aún si son varios y se esperan predilecciones, el bebé, por principio, ya se siente y se sabe rechazado. Ya está sintiendo dolor a través de su percepción profunda y pura. Va comprendiendo el desprecio.[70]

---

69   Se infiere de manera muy sencilla: cantando. A la mujer que se le canta como hombre y viceversa, el resultado es que hay molestia física en mamá. Bebé o bebés patean, se molestan cambiando de posición o través de sueños, posterior a consulta, donde aparecen con formas animales o con características no humanas. Una vez resuelto esto, el canto ceremonial pasa a términos indiferenciados –vos mi rama, mi retoño, por ejemplo- o a la dirección del género biológico real.

70   Raqanil, "señal y constancia". Bebé halla formas de expresarse.

Todavía más: durante la gestación completa de este bebé ya hay dolor, es más, ya tiene ansiedad, una ansiedad difícil de definir. Éste bebé, después será una persona de intranquilidad, temor sin justificación, una persona quisquillosa y, a la vez, una persona hecha con temor al rechazo y rechazo a prácticamente todo lo que se le aproxime. Ese uxlab' ya está 'tocado' por esa emoción, esa impresión. Esa persona en adelante, mujer u hombre -o por definir género o hasta ausencia de éste en rol social y cultural-, en el mundo de todos los días ejecutará acciones en resguardo de sí, de las que seguramente, nunca sabrá su razón. Los conocemos en consulta, zozobran, naufragan, saben que buscan cariño y aceptación pero, con regularidad, se alejan. Lloran, sufren, cortan comunicación.

Término arcaico. Oscar Lorenzo Geovanni Guarchaj Chox. Federico Manuel Tuy Ecoquij. *Diccionario de arcaísmos en el idioma Maya K'iche' y español*. Universidad Mariano Gálvez de Guatemala, 2015.

RADIACIÓN

Partió mi maestra, mi guía espiritual. Su conciencia uxlab'
se integró al viento en su última exhalación. Anduve
intranquilo y triste un tiempo ya que me había quedado con
muchas preguntas por hacer pero, también a partir de allí,
me quedé con la sensación de que yo ya no recibiría bebés.
Las respuestas llegaron más tarde, en el viento y al inhalar,
les sentía buscando acomodo entre mis formas de dilección
por el conocimiento. La tristeza se extinguió más tarde y,
efectivamente, ya no volví del todo a los trabajos ceremoniales
del parto. No al recibimiento, sólo a la preparación.

Me especialicé en las oraciones y cantos de ceremonia.
Visité y trabajé en diversos altiplanos de mesoamérica, el
K'iche', el Kaqchikel, el Tzotzil, el Tenochca del México
central. Allí me detuve un tiempo. Me tuve que transformar
otra vez, una vez más y no la última, ahora lo sé. Durante
nueve años ininterrumpidos trabajé día a día en el interior
de una cueva. Diario, sí. Siguiendo el antiguo conteo del

cholb'al q'ij k'iche', terminé por consolidar, en medio de fuertes combustiones internas de silencio, a aquel bellísimo entendimiento del ser que devuelve lo sagrado a lo femenino, que contempla al bebé consciente y sensible, pensante. Ese conocimiento que ata cabos en posiciones matemáticas y deriva de los cuerpos estelares y su relación con la Tierra, la explicación del embarazo. Ceremonia a ceremonia, mi cueva incubó las líneas de seguimiento de mi trabajo posterior. Lo acá escrito, sí.

Años adelante, el silencio se tornó aislamiento. No tenía con quien hablar de este saber, y menos aún, parecía que siquiera alguien le conociera ya. Conociera o contemplara o mínimo, no me mirara extraño. Así seguí.

Más años adelante, finalmente, un hermano guía espiritual se sintió fuertemente atraído por la forma en que trabajaba yo y también por la estructura bajo la que determinaba condiciones de embarazo, carácter, conducta, aprendizaje. Se notaba, a decir de él, la disolución de la influencia occidental en las formas nativas de curación, consejo y dirección. Nos planteamos mutuamente hacer accesible todo esto y, sobre todo, esparcirlo o dirigirlo a nuestra gente. Seguir con sigilo y proseguir con cautela. Suficiente era, pensábamos, el valor que contiene y, con seguridad, habría quien quisiera integrarse a un grupo de estudios.

Malas noticias, nuestra gente maya nada más no asistía. No es nuestra forma, después de todo. Se intentó, eso sí. Ni mi amigo ni yo sufrimos consecuencia emocional alguna, seguimos por caminos paralelos y jugando sonrientes de un acontecimiento sucedido durante una conferencia, prácticamente vacía, donde lo inesperado sobrevino.[71]

Radiación es una palabra peculiar en estos temas. Matemática, astronomía, lo celeste, lo terrestre, mamá, papá, bebé. ¡Radiación! La influencia de mamá sobre la dúctil conciencia en aprendizaje y toma de decisiones por parte del bebé será lo que en adelante, al momento del nacimiento, haya ya forjado los impulsos y el carácter.[72] Uxlab' es una irradiación como tal, es una exhalación. Todas las explicaciones para el calendario maya han de contemplar la emisión de algo, y también al emisor y al receptor. Mamá irradia algo y uxlab' de bebé lo registra para hacer determinaciones. El bebé tiene la capacidad de escoger ya que cuando nosotros, guías espirituales, aplicamos alguna forma de influencia, el bebé responde. Y continuamos ambos en diálogo, a través de su lenguaje corporal y los sueños de mamá.

En aquella conferencia casi vacía, entre los invitados hubo un médico. Extraño, por lo regular no hay especialistas de la salud en lecturas sobre el calendario maya. Vaya, para mí lo hubo hasta esa. Muy interesante fue ver su inquietud desde el inicio del tema del embarazo. Posteriormente él mismo dijo que no se esperaba nada, pero tampoco lo ocurrido. Antes, durante la exposición de los temas -en esencia el seguimiento de este ensayo-, los asistentes estuvieron en silencio. Tomaban apuntes, se concentraban. Retornaba yo a las ideas base, hacía resúmenes, interconexiones y contaba múltiples anécdotas. Muchas, me gusta hacerlo.

---

71   Conferencia "La gestación de un Universo". Club Italiano, Ciudad de Guatemala, Guatemala. 14 de octubre 2016. En colaboración con el ajq'ij Vinicio Ortiz Chete.
72   Para saber más, véase: Thomas R. Verny. *The Secret Life of the Unborn Child*. Dell Pub Co., 1988.

Repentinamente, la mano alzada del médico que nadie sabía era médico, no cesó de moverse. Insistió, insistió hasta que fue incómodo en cierta forma para todos, menos para mí. Hice una pausa y le pedí ser breve para continuar y no perder el hilo.

-"Soy radiólogo. Tengo pruebas sobre lo que está usted diciendo".

-"Puede usted extenderse todo lo que guste, ¡adelante!", añadí yo, con una sonrisa grande.

Él hace una pausa, se seca el sudor de la frente con una servilleta y pasan los siglos y no comienza a hablar. Está preparando ideas.

"He tomado muchas placas, miles quizá. Y, como el ala del hospital donde atienden los nacimientos está justo a un costado, he atendido muchos de los nacimientos de los niños cuyas placas tomé. Decenas, pero lo suficiente como para comprobar lo que usted está diciendo.

Soy radiólogo, tomo y examino las placas. Entendiendo lo que usted dice, ahora me queda muy claro un fenómeno del que no había hecho anotaciones antes, pero me vienen a la mente dos casos. Es probable que haya muchísimos más pero no miraré hacia atrás, le prometo tomar nota y registro de lo que suceda en adelante. Le daré los originales, si gusta.

En el primer caso, cada que tomamos placa en diversas fechas, el bebé cambiaba de posición. No dejaba ver si era mujer u hombre. No se dejó, no quiso, así que no se pudo. Se cambió la técnica incluso y nada se logró una y otra vez.

Así quedó todo en lo que respecta a mi trabajo. Sin embargo, semanas después, una noche en emergencias me pidieron si podía ayudar a atender un parto inminente. Reconocí a la mamá inmediatamente. Venía en malas condiciones, estaba muy nerviosa. Esto no es inusual, vaya que no. Lo inusual era la actitud del marido o de quien le acompañaba y pareciera su marido. Él estaba nervioso pero con cara de enojado y, a cada momento, más inquieto y más enojado.

No es nuestro tema enfrentar eso. Ahora veo que somos muy distintos, ustedes doctores maya y nosotros. Nosotros ignoramos todos los "esos" que aparezcan. Jeringa, luces, bisturí y ¡listo!

Cuando nació la bebé todos lloraron pero el "papá" salió muy enojado. Y no estaban llorando de alegría. Estaban decepcionados: esperaban un hombre. Ahora entiendo, bebé mujer no se dejó tomar las placas, ocultaba la zona genital, se volteaba, se contraía o se tapaba con piernas o manos. Como que supiera su género. Bueno no, ahora coincido con usted. Sabía su género y lo sabía de alguna forma. Bueno no, también coincido con usted, sabía con su cognición uxlab', que sería rechazada. El parto fue muy difícil, doloroso para bebé y mamá. Tenso. No imagino, la verdad, qué sentimiento ha de impregnarse en uno, si desde el inicio se sabe que uno no es bienvenido.

El segundo caso es prácticamente igual, con la diferencia de que el bebé allí, lo que tapaba era su boca: tenía labio leporino. El nacimiento fue igual de difícil, venía muy bajo de peso. Difícil fue también, ver la cara de su mamá y su papá."

LA GESTACIÓN DE UN UNIVERSO NAWAL

Al momento del nacimiento del ser humano, en la primera inhalación, un desprendimiento de fuerza celeste descendente y un desprendimiento de fuerza terrestre ascendente, se unen en torzal para formar una entidad nueva y diferenciada de sus fuentes. Nosotros, los guías espirituales ajq'ij, le llamamos Nawal.

Es entonces, a través de la primera respiración, que esta nueva entidad e identidad comienza a manifestarse.[73] Esta entidad es una forma de cognición compuesta, es decir, es una cognición hecha de muchas cogniciones. Corresponde cada una, a la organización y conjugación de fuerzas presentes

---

73   Nawalil, "hálito, viento". Se toma del viento. Oscar Lorenzo Geovanni Guarchaj Chox. Federico Manuel Tuy Ecoquij. *Diccionario de arcaísmos en el idioma Maya K'iche' y español*. Universidad Mariano Gálvez de Guatemala, 2015.

durante el día de nacimiento. En el viento, en el sitio de origen, en dirección a la mecánica matemática de la relación entre los cuerpos estelares y la Tierra en movimiento, estas fuerzas no son un misterio ni deben ser tratadas como tal. El ser humano forma parte de la naturaleza y así, al nacer en un día-substancia específico, absorbe la irradiación de las fuerzas del mundo a su alrededor. Absorbe también su sentido.

Nawal, como entidad compuesta, tiene una organización. En nuestro idioma le llamamos Ch'ob'oj a esa organización, ch'ob'oj quiere decir "corporación". Nawal es la corporación de fuerzas que nos estructuran, dan sentido y camino. Como corporación el conjunto tiene una unidad guía, le llamamos nawal K'amal B'e.[74] Nawal K'amal B'e es precisamente el que le da nombre a nuestro día de nacimiento. Nawal K'amal B'e se compone a su vez de dos nawalib' distintos, uno de posición numérica y otro de clasificación nominal. 1Mono, 2Camino, 3Transformación[75] etc. Ambos componentes son substancias cognición también, substancias conscientes de sí. Nawal K'amal B'e, nawal guía, comandará sobre muchas otras substancias cognición, día-substancias, sobre otros nawalib' propios.

La organización es compleja, pero lo fascinante supera cualquier bache al emprender el entendimiento. Hay una matemática que rige movimientos y establece tiempos de acción en cada substancia cognición o cada substancia conciencia. Por decir sólo un poco, la posición de un

---

74   Ch'ob'oj, juwokaj nawalib' we wowinaq k'amatal ub'e rumal ri nawal K'amal B'e, "consejo, conjunto de nawalib' constituyentes guiados por el nawal K'amal B'e".
75   Jun B'atz', Keb' E, Oxib' Aj, idioma k'iche', variante dialectal Si'j ja'-Nawalja'.

nawal en la corporación, explicará tendencias definidas en las acciones de una persona. Un nawal explicará impulsos básicos, acometimiento. Otro nawal explicará el carácter y la forma cómo el carácter se manifiesta tanto en público como en privado. Otro nawal explicará la incitación, aquello que hace que una persona se interese y explore algo. Otro nawal explicará desarrollos diversos de intelección, de inclinación o tibieza a las ideas. Fascinante en extremo, me atrevo a revelar, hay un nawal que en acción adjunta con el nawal K'amal B'e, explicará la forma de buscar a la pareja, los actos de interrelación entre ellos, el crecimiento o el decrecer, la lucha de poder interpersonal. Ese nawal explicará dónde hay "corto circuito" en la toma de decisiones y también explica el grado, cualidad o estado de la acción sexual que desemboca en apego o desapego a corto o largo plazo.

Nawal es entonces, una corporación, un conjunto de entidades con conciencia propia. Al hablar, no es necesario pluralizar o distinguir a cada nawal por la posición que toma en la organización. En los usos del entendimiento mutuo, nosotros maya, solemos preguntar: "¿cuál es tu nawal?" La respuesta es el día de nacimiento dentro del calendario cholq'ij. Y esa respuesta, con todo lo que puede definir, también le da cuerpo a todo este ensayo. Esa respuesta nos coloca en el umbral del entendimiento cabal del universo a través del ser humano. Algo tan simple, se torna una infinitud de descubrimientos.

Nawal es equivalente en su uso a un término arcaico. Uk'ilal uch'umilal uwach uq'ij, decían los abuelos. "La infinitud de la substancia de las estrellas, el sino, el fruto de su día". Ch'umil es estrella, Ch'umilal nos conecta con el cosmos. K'ilal explica la infinitud. Algo, al parecer, tan sencillo.

Vayamos brevemente hacia la epistemología k'iche' de la conciencia. Uxlab', conciencia interna, tiene dos propiedades, na'oj, sensibilidad y absorción de estímulos, y k'uxlaxik, pensamiento y cognición. Nawal, como corporación, no tiene una conciencia unificada. Es una organización altamente sofisticada de intercambio de percepción y acción donde cada uno de los elementos componentes tiene, a su vez, na'oj y k'uxlaxik, es decir, Nawal, nuestro K'ilal Ch'umilal, es una entidad e identidad hecha de muchas conciencias y son externas en virtud de su adquisición.

Esas conciencias o cognición nawalil, los nawalib', substancias-día que nos componen, no siempre apuntarán a una dirección o bien no siempre, en función de un tacto o sensibilidad y de una forma distinta de pensamiento, correrán hacia un solo objetivo. Dicho de otra forma, aquello que experimentamos como conflicto interno, no es otra cosa que dos o más de esas cogniciones nawalil, enfrentándose por una resolución. En el mundo actual y llenos de ideas vagas sobre nuestra personalidad y en ausencia de una explicación clara que nos indique porqué nos comportamos como lo hacemos y en ausencia de una epistemología clara sobre la construcción del conocimiento personal, regularmente naufragamos entre impulsos o ideas en tribulación que asumimos propias o aprendidas, incluso construidas. Es más, les creemos adquiridas por disciplina o discernimiento y ¡vaya que esto no es así! ¡Qué inquietante afirmación!

Una observación. Aún no tratamos sobre el régimen de la mente. Aprendizaje, memoria por experiencia, repetición, análisis, síntesis, clasificación o demás propiedades inherentes a la intelección, no forman parte de esto. ¡Otra afirmación inquietante![76]

Nawal, nuestro K'ilal Ch'umilal, el día de nacimiento, está compuesto de muchos nawalib'. Cada nawal componente tiene a su vez, dos partes, un nawal numeral y un nawal nominal.[77] Los nawalib' numerales están asociados al agua, a lo no oscilante y a los impulsos básicos, al acometimiento de algo. La incepción. Los nawalib' nominales están asociados al fuego, a lo oscilante y a los actos en desarrollo, al carácter de algo. La concepción. Si buscásemos nuestra identidad, la constitución del yo, en este concierto de voces, lo primero a identificar es al nawal K'amal B'e, nawal guía. Nuestro día de nacimiento. K'ilal Ch'umilal. Y desde aquí se parte a lo siguiente.

Recapitulo para integrar conceptos nuevos y adelante entretejer. Uxlab' es una conciencia interna, unificada. Se forma a partir del desprendimiento de fuerza de vida tanto de mamá como de papá, al momento de la incepción y fecundación exitosa. Es una exhalación o irradiación. Uxlab' tiene propiedades de sensibilidad y pensamiento. Es el principal vehículo de percepción del bebé desde el inicio del embarazo y durante su culminación. Más aún, uxlab' permanece en actividad hasta el momento de la muerte.

Nawal es una conciencia externa, compuesta. Se forma a partir del desprendimiento de fuerza o emanación del cielo y la emanación de la tierra, al momento de la primera

---

76   Junto con el hecho de que la mente, como tal, no requiere la "verdad" para subsistir. La mente puede crear y recrear multiplicidades de fenómenos internos con tal de encontrar estabilidad. Los recuerdos son interpretaciones pero la mente los puede bloquear o deconstruir. La mente es frágil, no se le debe presionar en extremo.

77   Rajilab'al nawal, "nawal numeral". B'i'aj nawal, "nawal nominal".

respiración de un ser humano. Es una inhalación o absorción. Nawal tiene propiedades compuestas en organización, de sensibilidad y pensamiento. Es el principal vehículo de acometimiento y desenvolvimiento del ser humano desde el nacimiento y hasta el momento de la muerte.

Uxlab'-Nawal es el binomio de términos que definen los levantamientos de estudio por parte de los guías espirituales especializados en la comprensión y lectura del camino de una persona. Como mencioné anteriormente, en esos estudios no se contempla ninguna inclusión de la mente, la memoria activa a través del aprendizaje, ni capacidades o posibilidades obtenidas por enseñanza. Se analizan, en énfasis mayúsculo, las características de actos como impulso y actos como desenvolvimiento que son adquiridos a través de los múltiples procesos de influencia del universo gestante, madre sobre bebé, durante la concepción.[78]

---

78   Los estudios pueden hacerse en diversos grados de profundidad. Por ejemplo en relación a la familia actual para determinar los balances de acción durante cada embarazo en la madre y el padre o complemento y así, poder determinar el rango de influencia de las decisiones de cada uno sobre cada miembro de la familia: el peso de cada progenitor y su consecuencia en cada nacimiento. Los estudios a su vez, pueden ser generacionales, tomar nota de las abuelas y abuelos para encontrar, por discernimiento, como las fuerzas días-substancia y su dominio, han ido dándose entre miembros componentes. Por ejemplo, no es raro encontrar que una mujer dominante provenga, a su vez, de otra mujer dominante, su mamá. Los estudios pueden ser sociales, por ejemplo, analizar por diversos períodos de años, décadas con regularidad, la actividad en sociedad. No es raro mirar que cambios en la composición de una comunidad, o grandes poblaciones, afecten al conjunto por nacer. Si muchas mujeres han de abandonar el hogar para trabajar, es fácil seguir el cauce del entendimiento del ser humano a partir del padre ambigüo, y la siguiente generación creará mujeres y hombres proveedores. La siguiente, mujeres y hombres con diversos grados de indiferencia al bienestar interpersonal. Economía, actitud social y calendario maya pueden hallar enlaces de comunicación.

Uxlab' y Nawal alguna vez fueron tratados y entendidos como almas, una interna y otra externa. Ya no es así, lo expliqué anteriormente. Ahora es mejor entenderles desde sus propios términos y buscar una conjugación con las definiciones de la ciencia occidental actual. Uxlab' y Nawal son dos formas distintas de conciencia que al momento del nacimiento, e incluso un poco antes, sumarán otra tercera forma de conciencia: la mente. Las tres formas de conciencia tienen distintas, diferenciadas formas de adquisición de información y procesamiento de la percepción. Igualmente entonces, tres formas diferentes de respuesta. Al buscar la identidad propia, cuando uno se pregunta ¿quién soy?, hay que mirar la estructuración de estas tres entidades y, de la eficacia como sistema, en su organización completa, extraer la respuesta.

Al momento ya no es un disparate considerar que el bebé tiene una conciencia y que los ajq'ij le llamamos uxlab'. Tampoco es difícil de entender que bebé, al percibir, asimila y puede emitir respuestas, aprender y considerar por descarte. Sueña, se comunica. En términos sencillos, nawal o la corporación nawalib', será por principio, la composición de elementos que hacen correspondencia total, a los factores del embarazo.[79] Nawal nos entrega la "radiografía" de la incepción-concepción y, a la vez, explica la respuesta creada, no adquirida por aprendizaje, que el ser humano da ante cualquier estímulo específico después de su nacimiento.

Aquello que uxlab', como cognición y conciencia haya sentido o resentido, hallará correspondencia exacta con alguno de los nawalib' componentes de la corporación nawal. Por ejemplo, si mamá experimenta fuertes estados de ambigüedad ligados

---

79   Soluciones eficientes en la naturaleza: nawal es resultado de lo que uxlab' reporta.

a la incepción del bebé, ambigüedad o ambivalencia en el apego a su pareja durante el acto sexual, entonces un elemento de la corporación nawalib', el numeral del nawal K'amal B'e, nawal guía, explicará esto. Es fácil, es el nawal numeral 6.[80] Este nawal numeral explica la ponderación y los sucesos donde es difícil llegar a una resolución. Por pauta, explica el comportamiento recurrentemente indeciso y en desidia. También lo meditativo y contemplativo pero sin declinación clara. Bien, si mamá estuvo en ambigüedad, el ser humano que ha creado, será indeciso y con carga de timidez.

¿De dónde salió ese 6, el nawal numeral 6? Es la simple correspondencia entre calendarios. Al calendario común occidental (el gregoriano), en cualquier fecha dada, se le hace una conversión a través de tablas o fórmulas matemáticas para hallar su equivalente en el calendario maya. La diferencia entre uno y otro calendario es la base de fundación. No es este un ensayo para analizar el occidental, sólo he de agregar lo dicho anteriormente, el nuestro es un calendario donde cada día es un día-substancia con un sentido propio. Día entidad o nawal. Los guías ajq'ij usamos la correlación k'iche' tradicional. Es la que uso yo y la única que ajusta a los esquemas retratados a lo largo de todo el texto. Me explica milenios de historia ancestral y al bebé que está por nacer.[81]

Hasta la fecha he atendido a miles de personas. Tomé registro e hice entrevistas en diversos formatos de preservación. Selecciono uno muy representativo. La mamá cuya pareja, en este caso la masculina procreativa, es indiferente o bien, por

---

80   Rajilab'al nawal Wakib', "nawal numeral seis".
81   Así, no son bienvenidas calaveras de cristal ni conteos absurdos con días fuera del tiempo.

su carácter y desenvolvimiento, es inútil en la relación. No el padre ambiguo, no el necesariamente intencionado con negatividad, un padre cuyo rol es prácticamente nulo o sin contacto emotivo fuerte al duplo madre-bebé. Hay distintos casos y variantes ligeras que dan ciertos tintes partiendo de aquí. Un ejemplo, que papá esté muy enfermo durante el embarazo o en partes clave de éste, un papá relativamente cariñoso pero que debe ser atendido primero. En este caso mamá ha de resolver todo el periodo de concepción sola. Desde lo orgánico inminente hasta entenderse en la atmósfera completa que le rodee, tanto en su rol gestante como en familia o asociación y aún con algo que puede ser agravante, esto es, la situación económica y el impacto que esto pueda representar. Otro ejemplo en paralelo, sería el del padre que es mucho mayor de edad que la pareja, un padre con hijos anteriores y una personalidad y carácter que ya no necesariamente hace mucho contacto con la experiencia del embarazo. Una mujer que ha de resolver con alto grado de preocupación personal, todo lo referente a sí y su bebé hasta el momento del nacimiento. Para no hacerlo difícil ni complicar la exposición, digamos que sólo es el enfoque que cada uno de ellos da a la gestación por su diferencia de edades. En este ejemplo, no van en balance y mamá no se siente cubierta en los hábitos del padre, al contrario, le considera lejano. No quiero añadir más diversificaciones, ya he dicho anteriormente, el índice mínimo como base de estudio, es 260 términos caso de embarazo. Una variante pequeña lo mueve todo y acabamos en miles de casos tipo para todo embarazo posible.

Ahora, de vuelta. Uxlab', conciencia de bebé, hace contacto muy fuerte con mamá, le siente en preocupación recurrente. Se vuelve un na'oj muy activo, muy sensible. Bebé conoce entonces, estados de ansiedad, soledad en las emociones de ella, anhelo constante. Quizá esporádicamente, pero no del todo como para no hacer peso, siente a mamá en desprotección y sabe, en virtud de la innegable comunicación con ella, que papá, lo masculino o lo que debiera compensar, no está respondiendo. Lo masculino es ajeno y frío, sin embargo, allí está. No es agresivo -esto es importante-, pero tampoco de impacto que atenúe las caídas o pozos de emotividad en silencio de mamá. Para esta ocasión añado un punto más: no será lo mismo si bebé es mujer u hombre, tampoco si son gemelos y tampoco en cualquier otra conjunción. Los bebés saben su género. Más tarde, esto explicará diferencias de asociación en pareja entre adultos nacidos el mismo día.

En el nawalil ch'ob'oj, en la corporación nawal, al día de nacimiento por cálculo en la correlación k'iche, habrá un nawal que explique, mediante la dinámica del estudio del embarazo relacionado con los nawalib' nominales, cuál fue el impacto total sobre uxlab' de bebé. Así en todos los casos y así para todos nosotros. Si la corporación nawalil tuviese otra forma de ser definida, además de ser una conciencia externa estructurada en pluralidad, como conjunto, quedo abierto a ello. La fuente, la adquisición, es un fenómeno que puede releerse en virtud de su exactitud al redefinir estados de concepción y la posterior respuesta en impulso y carácter, de todo ser humano. Evidentemente a mí me gusta este léxico, esta semántica y la sintaxis poética y espiritual que subyace en su formulación. Hay también una matemática cíclica poderosa[82] y una astronomía vital por reconsiderar.

Todos somos hijos de una madre y un padre biológico, de

---

82   Los ciclos nawalib' ch'ob'oj son una salida al caos perceptivo, su recurrencia evita la descomposición de la identidad. Como fuerzas de carácter substancialmente centrípeta, consolidan los impulsos y el

allí Uxlab', conciencia profunda. Y todos somos hijos del Cielo y la Tierra, de allí Nawal, conciencia externa. Uxlab'-Nawal, es la primera dualidad que ha de quedar clara, por principio, para todo aquel que quiera internarse en el calendario Cholq'ij.

Retorno al ejemplo y explico brevemente la conceptualización. El nawal de la corporación que explica esta situación de un padre no ausente pero no muy útil y sin contacto fuerte con mamá, es el día-substancia Semilla. Nawal Q'anil en idioma k'iche'. Nawal Semilla explica todo aquello que tiene una capacidad latente de florecimiento. Desde el reposo hasta la actividad, crecimiento y desarrollo completo. El énfasis es en lo latente. La semilla y, siguiendo la imagen en la naturaleza, no necesariamente ha de florecer, necesita de diversos elementos básicos para su germinación y crecimiento posterior. Nawal Semilla explica estados distintos basados en la observación del crecimiento de una planta. Insuficiencia, suficiencia-balance y exceso. Hablemos del agua. El agua que le es provista, en insuficiencia determina la incapacidad de crecimiento y, a la larga, que una planta se

---

desenvolvimiento, el carácter, la personalidad. Predicción y control hacen tecnología. Los ciclos nawalib' permiten predecir el comportamiento aunque un individuo, en lectura, termine por sentirse despersonalizado. En la vaguedad de la identidad de la que se desconocen fuentes e influencias, las personas pueden llegar a sentirse intimidadas. Se busca el Ik'owem, la ética en el guía espiritual, por eso son necesarios años de preparación. No es inusual que se me pregunte la razón de por qué no es uno autoinmune a los propios vacíos, por qué si uno tiene características fijas, se termina por colapsar. La respuesta es sencilla. Estamos en un universo de dinámica constante y, así como la matemática del caos explica una ligera variación en un acto, deviene en múltiples posibilidades, no hay forma de escapar a la desintegración. Estar en adhesión al nawal K'amal B'e propio es reintegración consecuente y síntoma de plenitud. Uno se halla en su naturaleza, no hay que pelearle, sólo comprenderle, asumirle.

marchite, en balance le da crecimiento y cuerpo, substancia, complemento; en exceso le pudre. Nawal Semilla, entonces, se define en extremos: o no germina y no florece o se pudre. En complementariedad adecuada, florece. Nawal Semilla, en la clasificación de fuerzas y propiedades nawalil, es femenino, es decir, es receptivo y abierto,[83] receptiva y abierta he de redefinir, es inquieta y selectiva y tiende a la extralimitación de los elementos que le den sustento, esto es, tiende a la acumulación y al abastecimiento arduo. La semilla no tiende a ser autónoma, nada lo es por principio. Sólo en este caso, lo es más notorio.

Nawal Q'anil, nawal Semilla, es uno de los 20 nawalib' nominales que nos indican condiciones de conjugación entre lo femenino y lo masculino al momento de la incepción, y entre lo femenino y su complemento o ausencia de complemento durante el período amplio de la concepción, el embarazo. Nawal Semilla es uno de los 20 nawalib' que se entiende en oscilación, como cuando siguiendo el ejemplo del fuego que se expresa en virtud de su fuente combustible, manifiesta variaciones de desenvolvimiento o carácter. No germina o se pudre. En complementariedad floreciente, genera nueva semilla.

Las condiciones de embarazo se analizan a través de los nawalib' nominales y establecen un criterio de elucidación innegable: en la mujer está la clave de la gestación. Tan sólo observando los dominios de lo femenino y lo masculino podemos sacar conclusiones directas. La incepción, la participación masculina no toma un tiempo largo, el acto biológico es sencillo en cierta forma. La eyaculación es breve comparada con aquello que toca a la responsabilidad

---

83   Kak'oxomanik, "receptividad".

femenina. Esto es, meses. Regularmente nueve meses del calendario regular occidental o bien, 20 trecenas –trece días del arreglo maya tradicional-. La mujer así, forma y crea, construye. B'it, morfema que expresa en maya k'iche', el acto de dar forma como cuando se toma tierra, se añade paja y agua y se seca para crear un ladrillo. Tz'aq, construir a partir de partes y edificar. La mujer gesta un universo siendo ella misma un universo creado. La ciencia y filosofía maya que estudian la procreación apuntan hacia una femineidad sagrada y culta. En los actos de mamá están la trama biológica y cognitiva que estructurarán el despliegue de las diversas formas de conciencia con las que enfrentaremos el mundo y decantaremos en percepción e interpretación.

Última fase del ejemplo. Las mujeres y hombres nacidos el día substancia Q'anil, el nawal Semilla, son personas que en disposición abierta, buscan de dónde nutrirse y escogen lo que consideran mejor. Retribuyen lo mejor que pueden. Su nawal femenino les hace abiertos y receptivos con una fuerte tendencia al aprendizaje aunque, por veces, les falla la disciplina. Al igual que la semilla necesita el agua, los nacidos Q'anil buscarán fuertemente una complementariedad en pareja. Al igual que la semilla busca el agua y el agua a veces no tiende a ser pura, todo aquello que acarree su pareja, será tendencia de influencia. Viniendo ellos de un temor vivido durante el embarazo y experimentado a través de su uxlab', la ausencia del padre o complemento de la mujer, se reformulará como una condición de apego fuerte a personas que les representen peso y autoridad. Ese apego puede causarles muchos problemas ya que en vez de peso, autoridad o fuerza, regularmente se asocian a personas de caracteres muy difíciles. Claro, no es el todo, pero es la tendencia mayor.

La persona nawal Q'anil, entra fácilmente en estados de

ansiedad y desorganización. Están haciendo eco o réplica de las condiciones de su concepción. El mundo les "ha nacido" con incertidumbre. De allí su clara y bien marcada actitud de provisión. Trabajan para proveer. Hacen bodega, tienen los anaqueles llenos y eso, de cada especie, uno de cada color o tipo. Son prevenidos, se ajustan, se adelantan de ser posible a cualquier circunstancia que devenga de un plan. Participan, ayudan, regalan o dan a manos llenas. Su contrapunto de carácter es reflejo de las insuficiencias vividas por mamá, ya saben de carencia. No la han de vivir de vuelta. Si esto no queda bien resuelto, Q'anil se puede extraviar, como cuando exceso es putrefacción y Q'anil ha de tener mucho cuidado con la forma en que consume para sí. Desde la alimentación hasta el peligro grave: estupefacientes o medicinas. Q'anil lo contiene, entra en adicción.

Las personas nawal Q'anil nacen con una tendencia dulce hacia el mundo. (Después puede ser otro asunto.) Son buenos compañeros, inigualables artífices de diversas artes y profesiones. Exquisitos, buscan de lo mejor posible de lo disponible frente a ellos. Son pacientes, dúctiles y comprometidos. Todos debemos tener amigas y amigos Q'anil. Yo los tengo.

Los nawalib', entonces, son ambos: días del calendario maya y fuerzas substancia del universo. Son entidades no orgánicas que usan, como soporte, la vida de sistemas biológicos y la dinámica del mundo físico como conducto para colectar fuerza propia y manifestarse. Son entidades impersonales que no requieren aprendizaje de la misma forma en que se hace en lo humano. Poseen una forma de acción, diálogo y cognición, pero no necesitan, como hacemos los humanos, de formas de repetición, para hacer entendimiento y ganar experiencia. Los nawalib' son ya lo que son y así, en su entendimiento, comprendemos la constitución de nuestra identidad. El yo espejo y espejismo.

En consulta a veces me preguntan, ¿cuál es el mejor nawal? Ninguno, el mejor es el tuyo. Preguntar eso sería posible si se podría escoger, pero en este caso no es posible. Tu nawal es resultado de tu creación y lo mejor posible es el auto conocimiento que, en vista de lo expuesto, es el entendimiento del universo.

Esta ciencia y filosofía se pueden entender bajo el concepto de nahualismo, una forma de intelección que nos contempla como recipiente, como conducto a fuerzas nawalil, días-substancia, conciencias-cognición, que no son otra cosa que las fuerzas de la naturaleza manifestándose a través de nosotros. Somos una expresión en la dinámica del universo.

"Jujunal winaq are uk'olsab'al rech le uk'a'naq, chajinel, b'insanel, rech kajulew. Maj jun ya'tal che kak'ulax, kapaq'ixik, katukixik, ruk' juj chi winaq. Xaq xew ya'tal ri kab'antaj ri' ruk' ri umulixik le ub'antajik, uchoq'ab'ib'al le uk'a'naq ri ak'aslemal chi saqil chi Nawalil".

"Cada persona es un universo en sí mismo. Nadie debe ser contrastado contra otro. La única medida posible es aquella que proviene de la conjugación de las propias fuerzas".

Ajsaq wachom Juan Miguel Coyoy Catinac.

ADHESIÓN

Terminó la sesión. Era notorio que en Matías algo estaba sucediendo, sus ojos enfocaban y desenfocaban el tiempo presente. Incluso al despedirnos, cuando nos abrazamos, él ya no estaba habitando su cuerpo. Ya iba en camino a otra parte.

Fue una lectura muy difícil para ambas partes. Siempre es difícil de ambos lados. Uno debe escoger palabras con mucho tacto. La otra parte ha de enfrentarse a un tipo de lectura de la que se espera casi todo, menos una revisión del pasado distante donde la memoria propia no participa. Hablar del embarazo y la creación de uno para entender dinámicas presentes, al inicio es desconcertante, algunas veces hilarante, otras chocante. Nadie está preparado para todas las reacciones y la cantidad increíble de detalles y datos importantes que llegan a surgir. Nadie, yo incluido.

No es extraño que dentro de la matriz cultural maya, cuando

se llega ante un guía ajq'ij, las personas, especialmente las mayores, comiencen a narrar historias desde dónde pueden recordar. Pueden pasar horas, no miento, antes de que una abuelita o un abuelito finalmente revelen cuál es su preocupación. Se está olvidando esto, ni los especialistas en el conteo del tiempo quieren disponer de tiempo ni las generaciones más recientes saben o reconocen cuán importante es darse este tipo de tiempo. Los abuelitos hablan y detallan aspectos que uno no se imagina pudieron ser importantes. Narran en contraste, su mundo, el nuestro. Otro tiempo, este tiempo. Incluyen lo que han soñado durante años. Me sorprende, de verdad, cómo esto que les cuento, habiendo formado parte de una milenaria forma de consulta, está cesando ya. Hemos de retomarlo, tan solo mis lecturas y el arte matemático del examen del nacimiento de una persona pueden comenzar antes de que mamá y papá siquiera se conozcan.

Hablar del embarazo necesita una introducción eficaz. Sentir a la persona es importante, palpar su uxlab'. Esa cognición profunda allí activa, comienza a despertar de un letargo. Palabra a palabra se construyen vías de acceso a las certezas, especialmente a las medianamente inferidas. Aquellas cosas, "ese algo" que uno siempre ha sospechado. No hay una sola persona que no haya montado escenas y teatros, escrito libretos y roles, desentendido ausencias y presencias. Muchas veces todo eso queda en llamas después de una consulta. El viaje es hasta donde ya no hay recuerdos, no hay enlaces de pensamiento y acto. Ya nadie le gritó a uno enfrente de otro. No hay más caricia que aquella que llega a través de un mundo líquido, tibio, a veces obscuro, a veces luminoso, a veces silente, a veces en estrépito, a veces desconcertante. Me gusta ver los rostros que van descargando culpa cuando la combustión interna reduce a llamas años de hipótesis falsas.

Hay que ser cuidadoso, si bien la mente de tiempo presente recalcula posibilidades, uno está, por sobre todo, en contacto con aquella primordial forma de conciencia. Nos escucha el mismo bebé.

Matías, al terminar, sin importarle la hora y siendo que la ciudad en que creció lo permitía, fue a ver a mamá. Entiendo, él y Susana vieron el amanecer después de hablar, durante horas, de lo último que una mamá espera recordar tres décadas y medio después. Lloraron, rieron. Éste es el toque final y son pocas las personas que se aventuran a enfrentarse a su creación y su creador. No conozco acto más noble ni otro equivalente. Si fluye todo con claridad, sé, lo he visto, la persona cambia, renace prácticamente. A veces incluso, hay que solucionar incluso qué hacer con los disfraces antiguos.

Evidentemente esto no siempre es posible, a veces hay mucha resistencia de por medio. No para una mujer que haya ya tenido hijos; para ellas es más que claro de manera personal que para cualquier otra persona. La ciencia maya contempla lecturas distintas y de otro tipo para solucionar o complementar los casos dónde ya no está mamá. No se abordarán este ensayo, basta con empezar con esto. La otra dinámica necesita su propio espacio.

Matías y yo seguimos siendo muy buenos amigos. Todas las personas que he atendido, de hecho. Como filosofía, cultura y conocimiento, la ciencia maya del embarazo trasciende sus propias fronteras incluyendo las de interacción y lenguaje. Nos explica a todos. Debemos darnos el tiempo y también reconsiderar ese otro tiempo. El lector de un día de nacimiento, el ajq'ij lector del nawal K'amal B'e, funciona como un espejo ante la que toda persona puede redescubrir sus propios rasgos. Incluso los mismos rasgos pintados sobre una máscara, decidir qué hacer con ésta.

La diversidad de experiencias que uno escucha es sorprendente. Cómo Uxlab'-Nawal entrelazan sensaciones con actos, sensaciones con decisiones y sensaciones con desenlaces inesperados en la interacción, es simplemente abrumante pero atractivo a la intelección clara y al espíritu inquieto.

Continúo con otro ejemplo y sobre un punto estremecedor, la mente que se extravía, aquella que no sabe ya darse explicaciones. La mente que no fue partícipe en primer plano de la concepción. Selecciono un caso de entre los cuatro tipos genéricos de clasificación de embarazo sobre los que se basan los 260 índices. Los guías espirituales ajq'ij establecemos diferencias a partir de lo siguiente: mamá dominante, mamá pasiva, mamá en ambigüedad y papá ausente o inútil. De aquí devienen cuatro tipos básicos de impulso y desenvolvimiento que no son otra cosa que las cuatro familias de nawalib' nominales, aquellos que se explican a partir de la oscilación del fuego.[84] Estas cuatro familias explicarán el enceguecimiento, ya tratado anteriormente y son, en especificación, los nawalib' sobre los que se pueden basar observaciones astronómicas en virtud del día de nacimiento de una persona. Los 20 nawalib' nominales agrupados en miembros de 5, lo que nos da 4 distribuciones de fuerza distintas. Escojo uno del abrumador

---

84   Para saber más, véase: Luis Enrique Sam Colop. *"El códice K'iche' "*, en columna de opinión Ucha'xik. Guatemala, 2010: Prensa Libre. Disponible en: uchaxik.wordpress.com Consultado el 01/09/2017.

LA GESTACIÓN DE UN UNIVERSO

conjunto para ilustrar lo expuesto.

Introduzco un elemento a consideración nueva: bebé ya está aprendiendo desde la concepción y mamá tiene que tener mucho cuidado con la manera propia en que hace interna cualquier forma de estímulo y respuesta. Si ella es vengativa y termina sintiendo placer por esto, justificándose o no, podría estar creando, sin saberlo e incluso sin proponérselo, a un ser vengativo. No hablaré de positivo o negativo, nosotros así no tratamos los actos. Hablaré en términos descriptivos sólo para entrelazar explicaciones.

Este caso fue el de una pareja que peleaba mucho. Ambos académicos y ambos ausentes de su hogar viajando por etapas largas. Se veían ocasionalmente y al final, sólo para pelear. La disputa regular era sobre cuándo ella dejaría de estar activa para quedarse ya en casa. No llegaban a ningún acuerdo hasta que él decidió que ya era tiempo y le obligó a dejar de trabajar. Ella no le hizo caso, a pesar de que realmente era necesario por el nivel de estrés corporal al que estaba sometida. Salía ella y siguió en un furor personal de independencia y revancha. Esto duró algunas semanas en las etapas finales del embarazo. Un día, en el trabajo, comenzó a tener dolores y contracciones. Siendo que se iba por cuenta propia y pese al enojo de él, cuando se tuvo que enfrentar al momento del nacimiento, lo hizo sola. Esto sucede en una ciudad grande, ni hablar de las complicaciones para llegar al hospital y no menos las complicaciones del parto. Fue largo y doloroso. Estuvieron a punto de morir madre e hijo.

Bebé nació sano. Yo le vi, incluso fui a su casa a saludar y sin intervenir, ya que mis amigos no sabían a qué me dedico. Bebé nació sano físicamente pero ya con un fuerte carácter y muy irritable. Es nawal 5Serpiente, 5Kan en idioma k'iche'. No me extenderé esta vez en la descripción de esta substancia día ni en la impresión sobre uxlab', sólo le daré continuación a la historia que terminó siendo desesperante para todos. En la infancia, este niño enojón y berrinchudo pasó temporadas amarrado a un sillón. A decir de mamá y papá, no había justificación para tal carácter ya que el niño se crió con su abuela, una mujer dulce. Como fuere, no había manera de calmarlo. Lo amarraban por desesperación.

Con los años fue un chico con carácter menos rudo. Se volvió un gran atleta. En la escuela, en los campeonatos de sector y en los torneos interestatales él era sobre quién todo el éxito orbitaba. Campeón de básquetbol, muy hábil con el balón y con una fuerte presencia. Parecía que allí se había resuelto mucho de su drama al interior, hasta que llegó un momento inesperado que revelaría muchas cosas ocultas y que expone todo cuánto he venido escribiendo.

Llegó el torneo nacional pero, por alguna razón, nadie sabe cómo, él se presenta y no trae el uniforme adecuado. El número y la identificación o algo por el estilo. Algo que no pueden resolver o improvisar, así que se le niega la participación. No hay manera de describir lo sucedido en él, desapareció todo rasgo de actitud, sólo se le vio sombrío, callado y yendo directo a su habitación donde se encerró sin decir nada más.

A la mañana siguiente se suspendió el torneo. No habría actividad. Todos los balones en bodega habían amanecido ponchados, algunos desgarrados, irreparables. La gente se preguntaba cómo era posible que fueran todos y que no se hubiera podido resolver, ya que no hubo forma de conseguir o comprar algún balón adicional. No investigaron mucho, sólo replantearon fechas y reprogramaron. Como sea no hubo tiempo para conseguir el uniforme adecuado y 5Serpiente, de cualquier forma, ya se había regresado a casa.

Fui a hablar con él. Yo sabía que el autor del acto con los balones fue él. No tardó en contarme su versión de las cosas. Escuché un sinnúmero de mentiras y cantidades de explicaciones que no ajustaban. Estábamos solos, así que tuvo que aguantarme mucho tiempo. Es un muchacho inteligente, se dio cuenta que no estaba yo allí para molestar. Después de destrozar una mesa de cristal en un arranque, lloró y lloró mucho. Le escuché nuevamente. Estaba muy confundido, él mismo no hallaba cómo explicarse nada a sí mismo, sentía culpa, carga, dolor intenso.

Le expliqué todo desde que mamá y papá se conocieron. Fueron mis compañeros de escuela. Le expliqué poco a poco sobre incepción y concepción. Conciencia uxlab', nawal. Decisiones, actos, adhesión a la fuerza que le guía a uno. Fuerza, dulzura, claridad.

Quedamos agotados y le hice la promesa de ayudarle a resolver el asunto de los balones, ya que no tardaría mucho tiempo en que alguien se diera cuenta. Por ética debíamos resolverlo, pero esos no son detalles para escribir aquí. Lo importante es que hemos trabajado juntos y su furia casi primordial es ahora furor y temple. Es la misma fuerza después de todo, no se lucha en contra de un flujo: se le da cauce. Si uno actúa en contraflujo, la fuerza se seguirá manifestando, pero en extravagancia. Lo realmente inteligente, es conocer los recursos adquiridos y los edificados para darles dirección.

ANEXO
OPÚSCULO A NAWAL 3E

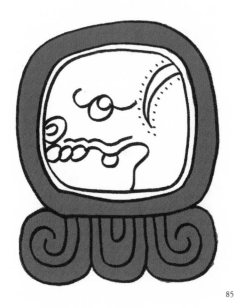

85

La vida de las personas, es la vida de las
entidades que los habitan.

---

85   Imagen por ajtz'ib' Jesús Guillermo Kantún Rivera.

Nawal 3

Nawal Oxib', nawal 3, es la fuerza del agua que abre camino. El agua que vence obstáculos. Tiene dos rostros: a uno le llamamos suave, incluso dulce, al otro le llamamos fuerte, y también, en ciertas atmósferas, violento. Es frontal, va continuamente hacia adelante. Como flujo, es el agua que ha ganado fuerza pero que, al comenzar a encontrar obstáculos y de la manera en que los enfrenta y rebasa, es como entendemos sus dos características.

La primera forma es el tan sólo fluir yendo por los bordes del obstáculo. No hace escándalo, no molesta, sigue en calma y rodea, sin embargo, esto crea una condición particular: puede ramificar. Al hacer esto, es como el delta de un río, se multiplica y así, nawal 3 explica también la divergencia y divergencia es de fondo, una de las definiciones más claras para el nawal 3 en muchos contextos. Otra condición, al ramificar o multiplicarse, el flujo original ya no es el mismo, ahora cada cauce tiene su propia fuerza y empuje y, al mismo tiempo, otra dirección que llevará a diversos destinos.

La segunda forma es cuando el agua no puede conducirse en apertura y entonces, enfrenta al obstáculo directamente. Empuja desde sí en su cauce y choca directo y de forma ininterrumpida. Rompe el obstáculo. Lo quiebra, lo penetra, lo vence. Aquí el agua retiene su fuerza, es un solo empuje y no hay nada que lo detenga. No mengua en fortaleza y no es divergente, sin embargo, hablando de la manifestación de estas dos formas, estos dos rostros, al definir al nawal numeral 3 se puede afirmar en concreto, que éste segundo rostro, ésta forma acto, ocurre muy poco. Ocurre, eso sí.

Nawal numeral 3 es el delta, es aquel río que esculpe a la tierra, son las cataratas, la filtración que hace grieta. Las lágrimas. Nawal tres es la suavidad del agua que va moldeando a lo otro o bien es el agua que rompe a la dura y estable piedra.

Nawal numeral 3 es masculino. Como substancia o cognición, también es progresión. Explica la multiplicación armónica y matemática que le hace venir de nawal numeral 1 y que le lleva a nawal numeral 5. Esto es, nawal 3 es el "agua que abre camino" desde el "agua que comienza su camino" y hacia el "agua que revienta un dique o su contenedor, después de acumularse". Es progresión, ramificación, explica cómo crece un árbol, como un río llega a su destino y se inunda en él. Nos da la música y las formas básicas de la recitación ceremonial, el sonido y la toma de aire del ejecutante.

Nawal numeral 3 explica la vida, al agua y al viento. Este empuje, este impulso, este día-substancia, siempre halla camino y de un flujo, multiplica. Desde lo divergente, es dinámica que sustenta y da pauta a dinámica nueva.

La mujer y el hombre nacidos nawal Oxib', nawal 3, son personas cuyo empuje interno es incesantemente frontal. No disponen de tiempo para revisar asuntos hacia atrás. Incluso a veces, los de tiempo presente. Establecen un objetivo y no descansan hasta llegar. Así que no suelen prestar atención de campo o total, sino de enfoque. No tiene caso tratar de detenerlos sino uno se vuelve el obstáculo que han de rebasar. Hay que estar a su lado o entender su camino para seguirles, pero no ha de esperarse que volteen hacia uno u otro más.

Son sorprendentemente perseverantes. Ganan por insistencia y empuje ya que son inquietos y están llenos de vitalidad. Enérgicos también, pero no se desgastan tanto en eso. Prefieren fluir, seguir y, de hecho, no prestar atención sobre barrera u obstáculo, puerta cerrada o cara de negatividad alguna. Muchas veces ni cuenta se dan de que eso esta sucediendo.

Son distraídos, insisto, van hacia delante. Si en la marcha algo se pierde, es probable que ni cuenta se den tampoco de eso. Cuesta hallarles y a ellos hallarse en disciplina. Les carga sobretodo, si es rutinaria o bien, si está basada en muchas responsabilidades. Funcionan mejor por meta, aquella que se establezcan. Nada les detiene, lo miran a uno diciendo cosas pero no les importa, ya saben por dónde ir o no lo saben, pero ya se quieren ir. No se detienen, dicen que sí y dejan una grabación respondiendo aquello que la gente quiere oír.

Andan brincando para todos lados, impacientes, nerviosos, intranquilos, terminan por agotar tan sólo de observarlos. Tienen todo el ánimo, lo empujan también a uno aunque se experimenta una sensación extraña: no están del todo aquí, ya que su fuerza, su impulso, los tiene hacia futuro, un futuro ajeno a quién necesita su compañía.

La pareja, mujer u hombre de una persona nacida nawal 3, frecuentemente experimentará sentimientos de ansiedad y frustración, de no conexión con ella, con él. Si bien a la pareja no le entienden como osbtáculo, ya que nawal 3 por principio es masculino complementario a nawalib' numerales femeninos, de cualquier forma de nada sirve empezar con reproches. Nunca funcionará. Nawal Oxib', nawal 3, se desentiende por aburrición y se aleja dando apariencia de egoísmo.

El impulso primordial de los nacidos nawal 3, es masculino. Son dominantes y no se dejan atrapar fácilmente. No se les mantendrá del todo en un mismo espacio por tiempos largos. Ellos, necesitan de muchos estímulos para entenderse en actividad. Eso les atrae, les llena que aquello que resulte complementario, les abarque, les sobrepase, les tiente, les gane para ser absorbido y procurar ser vencido.

Nawal 3 a través del ducto humano, crea líderes, exploradores, divulgadores. Nawal 3 se expone al peligro y le gusta la exposición, aunque no tiene mucho tiempo para estar bajo reflectores. No conviene mucho alejarse de ellos, podría uno voltear y ellos ya no están allí.

En el acometimiento de interacción con carácter sexual, nawal 3 se entiende a partir de la acción reiterativa, la insistencia del hombre sobre una inicial resistencia de parte de la mujer. Hay muchas formas que esta definición abarca. Una de ellas es la que sigue.

Antes, una observación característica. Los actos de nawal 3, en el sentido masculino de dirección, me hacen pensar en la construcción primitiva del cerebro en un mamífero, me llevan a pensar en la cacería. La búsqueda, la estrategia, la captura. El placer de obtener algo. A saber, independientemente de que el acto sexual sea entendido o no con carácter reproductivo, es decir, se desee o no tener un bebé, toda atmósfera de nawal 3 comienza con la parte femenina en total rechazo. No quiere, no puede, no está dispuesta, no le parece, no se presenta, no quiere coincidir. Rechaza, se aleja, se esconde, se va, huye, antepone pretextos, llora, finge, se duerme, se enferma al toque. No quiere, no quiere.

Y esto es la incitación de la parte masculina en nawal 3. El hombre ha de encontrar la forma a través de la insistencia que es seducción y tacto. Aclaro -para posteriormente exponer diferencias con otros nawalib' numerales y las acciones que les definen-, que nawal 3 no llegará al punto de la violencia, "no se sale con la suya", ni culmina el acto sexual con agresividad. A nawal 3 le define la reticiencia femenina pero no la doblegación, ni incluye éste índice, la humillación o la obligación forzosa de la mujer.

Es en el proceso de búsqueda y estrategia, que el hombre logra vencer la oposición. Abarca desde el rogar inicial, así sin tanta dignidad, hasta los actos de temerosa lata, pesadez, monserga e inhabilidad para detenerse frente al obstáculo. Al punto medio, el encanto, un encanto es esencial, o un encanto determina un punto al fiel de la balanza.

¿Por qué es importante exponer esto? La retransmisión de fuerza de Nawal 3 al conducto humano, sea mujer u hombre, siempre será de alta dosis de fuerza, fuerza energía, fuerza bioenergía o definición técnica por encontrar, no obstante, como ya se dijo con anterioridad, el impulso básico o primordial de toda persona nawal 3, es implacable. Esto entonces apunta hacia algunas consideraciones. Cuando aquel encanto revienta la resistencia, tanto el hombre que trae marcha, como la mujer que la comienza, llegan a estados de fuerte excitación. Excitación y exaltación han sido reportadas en mis entrevistas. Emoción junto con admiración y después entrega mutua. Final feliz.

En algunos reportes, no hubo problema en admitir que la resistencia fue estrategia también. Así entonces coqueteo y negación y diversos estados de provocación también quedan incluídos acá. Nawal 3 queda entre los índices donde la mujer experimenta fuertes orgasmos. Orgasmo en mamá al momento procreativo, es capacidad intensa, en un bebé, para salir del dolor, sea este emotivo o producto de una enfermedad.

Nawal E

Nawal del Camino, el caminante, guiar. Nawal E es uch'ob'olik ri k'aslemal, "el sentido de la vida". Es la visión profunda e inmanente al observador del mundo, de cuánto mundo haya y halla.

Nawal E contiene formas radicales de percepción no ordinaria. Explica la intuición y le da forma hasta convertirle en principios prácticos. Desde allí y también, para sorpresa de sí, espontáneamente brilla en estados de creatividad única.

A nawal E le es propio incomodar ya que se inunda de sensaciones extrañas que hay que descifrar, explicar y luego, si posible, ponerles en marcha a través de un plan o un proyecto. A veces la resolución es instantánea pero, por lo común, tarda en entenderse, así que no es extraño ver a una persona nacida nawal E deambulando como atormentado y sin aparente razón alguna. La mujer y el hombre nacidos nawal E, de hecho y debido a esta interrupción constante sobre la percepción regular, acaban incomodando con ideas, ideales, actos y posturas no comunes y desconcertantes pero fascinantes. Nawal y ducto humano en inquietante posición.

Nawal E gusta de la introspección, halla al universo dentro de sí y luego no sabe cómo salir de allí. Es tan solitario que acaba clasificando silencios. No se sabe dónde está: está frente a uno y allí no está. Nawal E pierde la brújula con regularidad, la descompone a gusto y se siente cómodo estando sin rumbo. Como nawal E es el Camino, lo importante es avanzar, hacia dónde sea o cómo sea, regularmente con melancolía o cobijado en tristezas irreductibles, pero eso sí, no le gusta estar varado.

A nawal E el mundo le parece sin sentido y sin propósito, entonces hace drama. Descubre que, según su percepción, no hay propósito, pero poco a poco le halla el sentido a los universos que va encontrando. No deja de hacer drama, un drama hacia adentro. Protesta ante el espejo, no le reclama ni les recrimina a los demás, ya que sólo confía en sí mismo.

Las personas nacidas nawal E desarrollan fuertes habilidades de dirección basadas en el conocimiento profundo y a veces aún no concreto, pero bien intuido, de lo que quiera que sea su inclinación del momento. A algunos les acompaña cierto carisma que cultivan sin pena y que se añade a la estructura total de proyección personal que estará cambiando continuamente.

Las mujeres y los hombres nacidos Nawal E son generosos, lo suyo es de todos. Comparten y ayudan a crecer, toman la mano hasta considerar el punto necesario antes de crear dependencias. Ayudan a que el vuelo sea personal. Escuchan fastidiados, pero saben escuchar a quien se ha enredado en tragedia. De allí aprenden mucho y rellenan catálogos voluminosos de experiencia que se transforman en conversaciones interesantes y cultas. Vaya, si acceden a hablar.

A nawal E le atraen las personalidades fuertes. No puede evitarlo, está en su substancia cognición. A los nawal E se les verá siempre al tanto, atrás, ayudando, sirviendo, aprendiendo, absorbiendo, libando o vampirizando a quién esté en la cima -o en la sima-, todo sirve. Devuelven en la proporción que toman y procuran dar un poco más. Esto en particular, tan característico, es de doble filo, específicamente cuando tiende a confundirse aprendizaje con seducción y conquista. A la pareja se le suele tomar por lo que no es y aquello que se asume como carácter, fuerza o poder, puede ser simplemente carácter negativo sin semilla que cultivar. El riesgo es más fuerte en el lado femenino, en la mujer E se incrementa esta atracción.

Nawal E es femenino, pertenece al rumbo del sur. En la clasificación de "familias" nawalib', comparte posición y características paralelas a los nawales Junajpu, Q'anil, Ajmaq y K'at. Tiene que hacerse fuerte, como todos los anteriores, pero tiene una marca peculiar y que no se puede extirpar: se siente más a gusto en otros mundos y no en éste. En éste se aburre.

Nawal E crea al guía, al caminante hecho de fuerte disciplina puesto que nawal E es testarudo e imparable si se ha planteado un punto de llegada. Allí, desde su aislamiento y natural soledad, crea a un ser social, no una máscara, un ser alterno con el que enfrenta constantes retos, todos estos, planteados desde el inicio, de ulterior trascendencia.

Ty'ojlab'em

La concepción de nawal E está determinada primero, por una madre que ha de y debe aprender a ser fuerte durante el embarazo. Tiene pareja pero ésta, languidece como tal. Es el padre o complemento ambiguo e indiferente al bebé.

El padre o, indistintamente la pareja, está y no está. No es una presencia fuerte sino, por el contrario, tributa atención en sus ausencias y no termina por ser un apoyo. No es una carga pero, en su indefinición de asociación, no permite que la madre estabilice una condición sana en sus emociones. La madre teme que se vaya o bien que no regrese o bien, él o quién resulte, esté en otra relación.

Una condición constante para todos los nacidos nawal E, independientemente del tipo de incepción o acto sexual de origen, es la transmisión de fuertes episodios de ansiedad presentes en la madre y hacia ellos. Nerviosismo e incertidumbre también. La madre experimenta pozos de melancolía y tristeza con alto o grave contenido de ponderación y cuestionamiento personal. Ella es un universo en construcción y sabrá salir adelante.

La mamá de un nawal E está herida, sangra un poco. Ella se hunde en su bebé, formando un vínculo muy fuerte. Lo quiere, le atiende, es un bebé deseado. Lo otro no, a nawal E le falta padre.

Uxlab'

Bebé es inquieto. Degusta al universo con un tacto dulce y cariñoso, amoroso por parte de lo femenino. Lo masculino o complementario a mamá es lejano, está por allí, pero no hace conexión. Se vuelve un misterio.

Bebé mujer construye una incesante incomodidad en mamá, le provoca desequilibrio en su salud. Quiere llamar la atención, usa a mamá para tratar de entender esa otra ausencia o presencia inestable que causa frustración en ella. Bebé hombre no hace nada al respecto. Se encuentra afín con mamá y, aunque no carece de expectación, tiende a ser silencioso.

Uxlab' de un bebé que nacerá nawal E se adentra en las mismas consideraciones y cuestionamientos personales de mamá. No el cuestionamiento del embarazo por parte de ella, sino el cuestionamiento del mundo. Mamá se hace fuerte poco a poco y sabe que no cuenta con una pareja estable que, si bien no tiene que atender o cuidar o mantener, tampoco está allí del todo. Bebé entiende entonces, es mejor ser independiente.

Bebés mujer y hombre E, crecen aprendiendo las respuestas que mamá se da, nacen filosofando. Y otro punto interesante: siempre hay un alto contenido de misticismo o espiritualidad en ella, allí. Le atrae, le atrajo, le ayudó. Bebé es el aprendiz en el vientre que nace para ser caminante y guía.

Nawal K'amal B'e 3E
Ujaqik B'e Utorik Jok
Abriendo Camino

Ahora a cerrar trama y urdimbre. Siendo que nada existe aislado y no hay substancia pura, ahora hay que hacer que nawal 3 y nawal E se expresen como unidad guía. Nawal 3E como tal y por género, mujer y hombre.

Nawal 3E suma dos fuerzas cognición o substancia día de distinta clasificación. Nawal 3 es masculino, perteneciente al dominio del agua y el impulso. Nawal E es femenino, perteneciente al dominio del fuego ascendente y el desenvolvimiento en crecimiento. Es una suma muy interesante. Nawal 3 va abriendo el camino de manera frontal, masculinamente, es decir, no tiene oposición o ninguna consideración le detiene, incluso la femenina receptividad de nawal E. Sigue ya que es impulso y toma más fuerza para sacar del centrípeto carácter meditativo de E, a todo el conjunto. Conjunto mente-cuerpo y uxlab'. Dicho de otro modo, este acometimiento tan fuerte y directo, levanta a la persona E haciéndole muy activa, muy llena de actividades -que no es lo mismo que tareas o responsabilidad-, muy de "no siento nada, no tengo tiempo, me agendo entristecerme más tarde".

Los proyectos de carácter ulterior o trascendente o bien incluso, volátil de nawal E, son bien entendidos por nawal 3. Ambos nawalib' no son de tiempo presente así que a una persona de este tipo, especialmente la mujer, hay que entenderle con un paso delante de uno. No hay de otra y no se ha considerar extenderle ningún reclamo, reproche o extrañamiento. No voltean a verle. En una variante peculiar, el hombre nawal E pide seguridad en su pareja, pero primero antepone el proyecto o búsqueda que le contiene, asegurando todos sus recursos. Volteará a los reclamos, siempre y cuando lo que considere importante no se toque.

Nawal 3E hace al ducto humano para el viaje. Son caminantes naturales. Parecieran huir pero no, saben bien dónde están, a dónde no quieren ir y qué preparar para regresar a donde hallen la respuesta que buscan. 3E es muy fluido, el más dúctil de todos los nawal E.

Nawal 3E crea o desarrolla al ser social que gusta llamar la atención. Lo cultivan en plan moderado o extravagante. Ambos lados les salen bien, dependiendo de qué lado de sí escojan, el femenino o el masculino. Se llenan de actos y actitudes incluso temerarias y logran estar bajo las luces, pero con una condición: no es ese el fin ¡ya deben irse! No hacen de esto una profesión.

3E es sumamente emotivo, llora. Ésta es la carga E, el E sensual y sexual de alto grado de empatía con lo dominante y de aprendizaje con lo fascinante. E aprende de su pareja y le es fiel hasta que sea indescifrable, mutante o inabarcable. Si la pareja cae, tiene las maletas en la puerta.

Ri utikik jun Kajulew

Ri Mayab' no'jib'al rech tz'utal tz'alamal
La ciencia maya del embarazo

Apab'yan Tew
Uq'axexik pa K'iche' tzijob'al, traducción, rech
Oscar Lorenzo Geovanni Guarchaj Chox

Okib'al tzij

Na xa ta ojkipul ri nimalaj tinamit, oj ri' ri mayab' tinamit pa we q'ijsaq. Oj xojtz'i'b'an ri Popol Wuj.

Qataqem ri tz'ib'anik xuquje' tajin kqak'aslemaj ri na'oj qaq'awachim chi kij ri e qati't qamam. Jun eta'mab'al rech ojer tzij. Le ktz'ib'ax waral na xaq ta kb'ixik, na xaq ta molom q'anoq xuquje' na xaq ta ktzijox waral. K'o uk'a'mal ri nima'q taq eta'mab'al pacha' ri q'alajisam ojer q'ijsaq xuquje' jun nimalaj eta'mab'al ya'talik ktz'ib'ax chi na jumul ruk' taq tzij rech we q'ijsaq.

K'o jun nimalaj eqa'n umulim rib' xuquje' kukoj uchoq'ab' chi kij taq ri a'jna'oj rech we qab'antajik, rumal kijab'unem taq ri e qatinamit, ri kichomaxik taq ri e winaq pacha' ri ajkun ruk' ri yowab' rumal ri k'ak' taq eta'mab'al xuquje' uq'axexik taq ri q'ijilal. Ri nimalaj k'axk'olil kya'tajik aretaq na kqatatab'ej ta qib', e nik'aj chi ri kqata kech pacha' ri kkitzijoj, ri kkiya' uch'ob'ik, are nab'e kqak'oxomaj xuquje' kuya' qachomab'al. Na kta ta chi qech ojjacninoq xuquje' chub'ana wi na aretaq kqaj kqaq'alajisaj.

Are taq wa' ri kb'antajik. We kya' uq'alajisaxik kusol jalajoj taq no'jib'al chi rij ri mayab' utzwachil. Kya'taj b'i pa le utz'utal utz'alamal ri winaq xuquje' ruk'a'am b'i rib' ruk' le kicholq'ij ri e qati't qamam. Na xaq xew ta chi qij ri ojmayab', chi qij nimalaj qonojel, qonojel ri ojalaxinaq chi rech ri nan, ojtikom chi rij ri nan.

Na pacha' ta ri amaq'el kutzijoj ri wajtij xuquje' ri wajq'ij k'amal b'e, ri utzaqik qakojb'al are chi kqataqej uchokonsab'exik chanim, chi rij we jun chik. Are utzaqik ri qakojb'al. K'o usuk'mayil we na'oj xuquje' weta'am rumal ri nuk'aslemam, chi ri uk'u'xal chi rij le mayab' b'antajik petinaq wi xuquje' tajin kk'iyik. We kqab'an ri t'zaqat rajilaxik ucholajil le cholq'ij, kkowinb'ex usik'ixik le tz'ib'atal ojer tzij chi uwach taq le ab'aj xuquje' ri uchokonsab'exik we no'jib'al ktob'an chi rech uk'oxomaxik e jachinoq xuquje' jas xb'an chi rech kitikik ri e qati't qamam. Chila' k'o wi taq ri uq'ijil, jeri' wi. Junam k'u upatanixik ruk' uk'olem jun ne' aretaq jub'iq' kraj kalaxik, waral on pa jun chi k'olib'al rech we uwachulew. Junam upatan pa ronojel alanem ruk' ri ub'e'el jun q'ij ch'ob'otalik.

Kinb'an jun choq'ab' are chi kqak'oxomaj qib' ruk' ri ksik'inik. We no'jib'al sib'alaj nim ub'antajik xuquje' we chak patan na xaq ta jeri', rajawaxik ktijox na ib' rumal uchokonsab'exik xuquje' ruk' ilinem. Le upatanixik pa junamam xuquje' ruk' k'ixb'alil rumal chi le uq'ijil, jun chi eqa'n xuquje' q'oxom pa le mayab' b'antajik, ya'tal k'u kumal ri e jalajoj b'anal taq k'ax. Le tz'ib'atal waral, kinya' uq'alajisaxik chi tzij, na sik'ital ta wi, rumal jun ajna'oj xuquje' pa ri utzij. Kwiye'j b'a' chi ri uximik rib', je'lik ta ri ralaxik, aretaq ri ksik'in uwach kumajij ta b'a' uk'otik uchi' chi rib'ilo'n rib' jachinoq xuquje' jas kub'an chi rech reta'maxik ri kpe wi ri ub'e'el.

Jalajoj taq tzob'aj tajin kek'iy aq'an chi uwach rulewal mayab'. Chi wech in, le q'a'lb'al k'u'xaj pa aninaqil are le Mayab' Tijob'al Kaqchikel, rech Paxil Kayala'. Tajin kqab'an jun nimalaj choq'ab', ruk' jub'iq' taq chakub'al, rumal utz'ib'axik ruk' kak' taq tz'ib', ri nima'q taq keta'mab'al ri e chomanelab' xuquje' ri a'jna'oj. A'jna'oj, e qawinaq. Aretaq ktzukux ri eta'mab'al wene k'a naj, k'a pa taq ri juyub' taq'aj kriqitaj wi xuquje' wene k'a pa taq ri k'ache'laj chajital wi ruk' achixem. We na kkowinb'ex ta ub'anik ri', rajawaxik

kriqitaj jun ri nim reqele'n xuquje' ajwaralik. Rumal chi
usak'ajim ruk' uk'atanal.

Qataqej ruk' jun jastaq sib'alaj nim upatan: kinq'alajisaj
k'u le atz'yaq rech uq'alajisaxik are chi kintaqej ucholik taq
le b'atz' chi upam we kem. Sib'alaj nim utayik reta'maxik
chi chi rij le kislab'em taq ri keriqitaj pa le kaj, xe'rikiqa
ri e qati't qamam. K'o mayab' nik'okaj, tzij, tajin uslab'em.
Qaterene'm kij ri keriqitaj pa le kaj are chi kqak'oxomaj qij
pa le q'ijilal xuquje' ri uloq'oxik le ajilanib'al, kuchol taq ri
ajilanem owatal pa taq ri no'jib'al, tz'aqat ri qech oj ruk'a'am
ronojel ri kojriqitaj pa we uwachulew. Na xaq xew ta ri
ojwinaq, qonojel k'ut.

Tzij chi rajawaxik kqasuk'mayij ronojel le qilb'al xuquje' ri
qak'oxomab'al chi rij uchomaxik ri winaq are chi kqariq jun
unimal uloq'onik chi kech ri a'jna'oj, ri utzalaj uchayuxik utz
k'u ri' kb'ix eta'manik rech tz'utal tz'alamal chi rech, jun na'oj
on jun eta'mab'al rech tz'utal tz'alamal. Jupaj tzij petinaq chi
rij jun chi ch'ab'al, kyuja'xik are kub'ij "alaj taq no'jib'al",
tz'utal tz'alamal xuquje' rech no'jib'al on eta'mab'al. Mayab'
no'jib'al rech tz'utal tz'alamal. Kriqitaj wa' xuquje' kqariq
na wa'.

Le utak'alib'al ri eta'mab'al tz'apital pa keb' mayab' tinamit
rech le K'iche' Mayab' Cholchi' pa ri ujuyub'al ri amaq' Paxil
Kayala'. Si'j ja', chila' kriqitaj wi ri tikb'alil xuquje' Nawal
ja', jun k'olib'al tikital la chi rij ri nab'e tinamit. Suk'utal ri
kichak kipatan chi rij ri b'anoj, ke'qariq k'u a'jeqele'n chi
rech uchokonsab'exik xuquje' uk'aslemaxik le cholq'ij rech
ojer q'ijsaq. Ixoqib' xuquje' achijab', e ajq'ijab', "ri kik'amom
eqanel q'ijilal", jeri' ktzijox chi qech. Chi kixo'l e'ar'e xuquje'
chi qaxo'l oj k'o ri pa'in ib' rumal ri jalajoj taq chak patan. Ri

no'jib'al kweta'maj in, kuk' e keb' nima'q taq kamal b'e rech tinamit petinaq wi. Ri wajtij are ri nan I'a' xuquje' ri wajtij tat Te'k. Iyom ri nan xuquje' ajq'ij, are k'u ri tat ajpatan, ajnik'ol tzij xuquje' ajq'ij.

E jalajoj wi, tzij wi. K'a'n ri nan, kojol k'ax, maj uxib', pa nawalil kchomanik, xaq rajlam ri utzij. Xaq pajtal ri utzij, xaq utikelam, maj qas eta'manaq uwach. Ri tat sib'alaj ajloq', ktzijonik, kk'oxomanik, ajna'oj xuquje' ch'awel tzijonel. Ajtze', tob'anel, eta'matal uwach pa ronojel le utimanit. Pa ronojel k'ut xuquje' b'elejlajuj junab' xintas wib' kuk', xweta'maj le kinq'alajisaj waral. Kk'aslemax ri eta'mab'al, maj tijonik, maj tzijonik, maj pajb'al na'oj. Ronojel rech k'axk'olil ruk' ri nan I'a' xuquje' ruk' yaj xya'taj uwokik nimantzij. Ruk' tat Te'k xya'taj rumal no'jb'al xuquje' nima'q taq tzijonem nojinaq chi rech upixab' sib'alaj utz uwokik b'antalik. Xaq k'ate', tajin ri numayoj xuquje' le tzaqb'al k'u'xaj xinuxekej, xinuchajij. Maj jumul na xwaj ta wi naj nuxo'l kuk' ri e'are' on e'are' wuk' in: xinel b'i ruk' ri nan rumal nub'enik ruk' ri tat on nab'e ruk' ri tat k'ate ri' ruk' ri nan.

Ri e'are' xeb'ek, maj k'u jun chi kech ri e keb' kinkowinik kink'oji' chi utzalaj. Xq'ax k'u keb' oxib' junab', sib'alaj ke'nmayo, tajin kinmajij rilik chi ri kik'utuj na xinwil ta wi pa nik'aj chi k'olib'al. Pa taq we q'ij kamik kinkowinik kinq'alajisaj xuquje' kinpaj rij chi ri kino'jib'al xtikitaj pa taq le kijuyub' kitaq'aj, wene petinaq pa ri kikik'el kib'och'il on wene e tijoxelab' rech jun ajtij sib'alaj eta'matalik.

Kinq'alajisaj k'ut chi ri reta'maxik le cholq'ij xuquje' le utikarem le winaq pa tz'utal tz'alamal, ronojel ri uk'olib'al le tz'utal tz'alamal xuquje' uk'oxomaxik ri ne' pacha' jun winaq kchomanik, na ronojel ta le jun uq'inomal no'jib'al rech amaq'el xuquje' le b'antajilal ri kqab'ij mayab' tinamit chi rech. Na kinkowin taj kinb'ij chi tzij, ruk' kinkamulij ub'ixik chi na kchokonsab'ex ta pa nik'aj chi k'olib'al, rumal sib'alaj tz'aqat ri uk'oxomaxik.

Kinta kuyb'al sachb'al numak rumal we nimalaj uq'alajisaxik kinb'ano chi tzij, kq'a'i' nuk'u'x chi rij ri jun pixab': ri tz'aqat xuquje' le rilik utayik taq le eta'mab'al are ri' sib'alaj nim upatan. Le ub'aqilal ri chak patan kb'e chi rech uq'alajisaxik ri raqan uq'ab' xuquje' ri uk'u'xal ri chak patan, pacha' ne le uk'aslemaxik ri kino'jib'al taq ri nan I'a' xuquje' ri tat Te'k. Pacha' ne ri nima'q taq uk'utuj ri nan, k'o k'u chi saqil we kqatzijoj le iyom xuquje' le tz'utal tz'alamal, iyom xuquje' le cholq'ij. Ri nan xaq matzalik, ri tat Te'k xuq'alajisaj ronojel chi nuwach xuquje' xutzalij uwach ronojel taq ri k'otoj chi'aj xinb'an rumal ujunamaxik ojer taq tzij xuquje' ri rajilaxik taq le xajtajinaq ktzijoxik xuquje' maj uk'isik. Chi rech ri nan xinok rajchak, chi rech ri tat inuk'ajol rumal ri chak patan.

Aretaq xetzalij b'ik, maj chi jawije' kinb'e wi xuquje' chanim na kink'oxomaj taj jawi' ri kintzalij wi ub'ik. Utz kinwil ri'. Kinb'ij rumal wa': maltyox chi rech we k'axk'olil inkowinaq chi rilik xuquje' chech uk'aslemaxik pa le chak patan, chi le mayab' no'jib'al rech tz'utal tz'alamal kchokon pa ronojel k'olib'al xuquje' rumal jalajoj taq uchokonsab'exik le tzijob'al chi rech uwokik taq ri chomab'al rech amaq'el, ri uk'u'xal ri no'jib'al K'iche', naj kopan wi.

Na k'ax ta utayik taq ri k'otb'al chi'aj kb'an chi wech aretaq kinriqitaj pa le chak patan, rumal utikik uq'alajisaxik jupaj kapaj nutzij chi rij le mayab' cholq'ij. Kink'amawa'j

ri rayil k'u'xaj xuquje' ri nutatab'exik kkib'an ri e winaq.
Ri loq'ob'al na chi wech ta in, chi kech ri qati't qamam, ri
ajilanik xuquje' le jalajoj taq cholq'ij rech taq ri q'ij. K'ate
ri' kqaq'alajisaj taq jastaq. ¿Jas kk'ulmatajik we kchomax rij
ri tz'utal tz'alamal, la k'o k'u uk'axk'olil?, ¿e k'u we na are ta
ri winaq keqelenik?, ¿jas kb'ix chi wech rumal le eqelenik
na ruk' ta loq'ob'al?, ¿e k'u we xink'ulmaj xib'in ib'?, na qas
ta xintzuq wib', ¿la xuriq k'u k'axk'olil ri nune'? xuquje'
wene na qas ta k'i taq ri k'otb'al chi'aj, rumal ri mayowem
chi rij we pixab' –kq'alajisax k'ut chi ri ne' k'o uchomanik,
kuk'asuj k'u ronojel taq uwach rajawaxik rumal utzijoxik ri
uk'aslemam le nan, le e nan, le e nan e ya'l k'aslemal. "Le
nutz'utal nutz'alamal na utz ta uk'ulaxik; ri nuk'ulaj reta'am
chi ri ne' na rech ta ri are'; xkam ri nutat aretaq xinq'atan
pa ri nutz'utal nutz'alamal; ri nunan jun winaq sib'alaj nim
uchoq'ab' xuquje' xukoj k'ax chi wech; tajinik xwachik'aj
uwach ri nune', are k'u ri are' xub'ij chi wech chi na kraj taj
kalaxik; ri nuk'ulaj xinuch'ayo; sib'alaj kurayij ri eqelenik,
na kkowin taj kuq'ab'a uk'u'x; are k'u ri wachajil tzij chi
uk'atik ri yoq'b'al kichb'al kub'an chi wech rumal chi tajin
kinchomarik, kinoq'ik, ri are' na kutanab'a ta wi". Ronojel
taq uwach k'otb'al chi'aj kriqitaj tzalijsab'al uwach rumal ri
keta'mab'al ri e qati't qamam.

Nan I'a', tzij wi, xkojtaj ta k'ax wa' chi wech rumal ri are'
xuquje' xub'an ta k'ax chi wech aretaq xintaqej utz'ib'axik
we chak patan. Ri tat Te'k, xuchokonsab'ej jun kematz'ib'
pacha' jun k'ajol ala, tzij wi tajin ta kinuto' wa' chanim.
Chanim kinq'alajisaj, le ukowik taq ri no'jib'al rech we
q'ijsaq, ri uchakub'al rech taq rilik utayik xuquje' jun jastaq
na xaq ta utukelam, ronojel k'ut ruk'a'm rib', chi rij jun chi
no'jib'al rech ojer tzij, na ilitajinaq ta wi xa ne rumal jun
jastaq maj uch'ob'olik xuquje' kb'an k'ax chi rech pacha'

maj uk'ixb'alil, na qech taj, maj kupatanij, kkowinb'ex usuk'mayixik. Ri jumulaj, le xajtajinaq, le chakub'al rech uwokik pa utukelam, utz kb'an uq'atuxik chi saqil ruk' jun no'jib'al kk'amawa'nik are chi kkowinb'ex uk'oxomaxik utikb'al ri tzijob'al rech reta'maxik uchomanik ri winaq, ri chomab'al xuquje' usachik ri qamayoj rumal ri qak'olem, ri qataqem. We na qeta'm ta qawach, na are ta ri' kub'ij chi xa oj aj pa k'ache'laj, maj qak'oxomab'al, maj qakojb'al.

Pa we chak patan kinq'alajisaj, ruk' ri qatzij qachokonsab'em are chi kuya' b'e, ri b'anowinaq xuquje' na k'ax ta uk'oxomaxik kub'an ri kraj kreta'maj, pacha' kqab'an oj chi rech uk'oxomaxik jas ub'antajik ri winaq, jas kojq'alajisanik xuquje' jachike ri na kojq'alajisan taj, chi uwach jun chak rech amaq'el: we kqachajij on kqab'an k'ax chi rech ri kkowin chi qamuxilik chi uwach ri jalajoj taq qiye'em panoq. Chriqitaj ta b'a', wene k'o uk'olib'al pa le k'axk'olil rech ri utzilal, sib'alaj k'i taq ri chomanik k'a maja' na ksolik xuquje' jun no'jib'al rech ojer q'ijsaq ri ronojel kuq'alajisaj chi qawach. Qojonel.

137

UXE'AL

•

Ri ojmayab' amaq'el kqachokonsab'ej, rumal uk'oxomaxik xuquje' uq'alajisaxik, jalajoj taq ilb'al na janipa' ta ucholajil chi qij q'anoq xuquje' chi rij le uwachulew. Na kintzijoj ta ri tzob'aj, xaq xew chi rij ri kpatanin chi qech pa we q'alajisanem.

"Ronojel k'o uk'aslemal", are nab'e xuquje' uk'u'x. Ri e qati't qamam kkib'ij chi ronojel k'o uk'aslemal, na xaq xew ta ri kqab'ij winaq chi rech on ri k'aslik, pacha' ri na ka'ilitaj ta kiwach xuquje' ri xaq junelik e k'olik maj kislab'em. Ri kna'tajik, ri maj unab'exik xajtajinaq. Ronojel, pa ri ub'e'el.

We ronojel ruk'a'am on ruk'a'am ri k'aslemal, kk'oxomataj chi qech oj xuquje' kqanimaj ronojel chi ronojel jalajoj wi uchomaxik. Ronojel kjunamatijik xuquje' jalajoj taq ri ub'antajik.

"Ronojel k'o jun unan xuquje' jun utat", on tzij, "ronojel k'o jun utikb'alil rech ixoqal xuquje' jun utikb'alil achi'al" ri ktikow b'ik on kalan b'ik. Ri taq achik' kb'an uk'oxomaxik rumal we ilb'al. Ri uq'ijil ri achik'anem xuquje' ri ruk'a'am, k'o jun raqanil, chi rech rajlaxik ri ajilanb'al, ri kuq'alajisaj uwa'lijsaxik jun jastaq xuquje' pacha' ri', k'o chi jun raqanil uk'a'naq, kjunamataj ri rajilaxik, kuq'alajisaj ri utikitajik on ri umajtajik. Ri oj mayab' kqachokonsab'ej le uwi' taq qaq'ab' rumal taq ri etanik xuquje' petinaq chi rij taq le uk'utuj le cholq'ij, "kqaq'axej" taq ri achik'.

Pacha' ri ralaxik jun winaq, le uk'a'amal k'o chi saqil xuquje' suk'ulik, pacha' ri kb'antaj q'anoq, na kya'taj ta rumal eqelenik.
"Ronojel jalajoj wi utzijoxik on uch'ab'exik". Jumul chik, na xaq xew ta ri winaq xuquje' ri ka'ilitaj uwach, ri sib'alaj ko tak'alik on ri keslab'ik kekowinik kkitzijoj kib'. Jun alaj q'ayes, le ixim, jun k'amb'ejab'al, wene tajin ke'u'x e q'anq'oj xuquje' keb'isonik, ketzaqik. Na k'ax ta rilik, are k'u le uk'oxomaxik rij, na xaq xew ta ri' uk'oxomaxik rumal utzijoxik ri alaj q'ayes. K'o nika'j chi jastaq ya'tajinaq rumal tzijonem chi kixo'l ri winaq xuquje' "ri jun chik". Ri oj k'o qeta'mab'al chi rech upatanixik ri qech, pacha', ri tzijob'al, ri ch'awik xuquje' kokjowinik kqachokonsab'ej nik'aj chi tzijob'al.

"Ronojel uk'a'tal rumal jun choltaqanem". Xuquje', "maj jun taslik". Xaq xew ri oj winaq tajinik kqach'ar qib' chi rij ri qak'olib'al xuquje' ri qak'olem pa we uwachulew. Maj kuk'ulaj chi qech. Chi qij chi qawach, chi uwach le uwachulew, ronojel kik'amom kik'olib'al xuquje' chila' kek'iy wi. Ktikitajik on kumajik chi utikitajik xuquje' maj utanalik ri ub'anoj, maj nimalaj wululem, ktzir k'ut. Chi uwach le kaj, chi uwach le ulew, jalajoj taq ri ukemik rib' xuquje' pa junamam kaya'taj ri uk'oxomaxik, xuquje' ri oj.

"Ronojel kkowinb'ex utzuqik". Kkajmaxik, ktzuqik. Jumul chik, wa' ruk'a'am ri na xaq xew ta ka'ilitajik, pacha' ri wa'im on uya'ik ri wa. "ktzuq jun loq'ob'al", kriqitaj pa ri qatzij. "Ktzuq jun chomanik", jun chi k'amb'ejab'al.

Na rajawaxik taj knimarisax b'i pa taq we ilb'al, pa ri ub'antajik, tz'aqat uq'alajisaxik utikik ri winaq k'a pa utikb'alil.

...

Pa taq le mayab' ujuyub'al Paxil Kayala', tajin utzukuxik ri ajq'ij k'amal b'e, ixoq on achi, rumal ub'anik jun je'likalaj chak patan: Uk'oxomaxik le winaq rumal ri na'oj rech ojer tzij eta'matal ruk' le mayab' cholq'ij. Ri chak patan, amaq'el kb'antajik, kk'ulmataj pa nab'e taq uq'ij ralaxik jun ne'. Wene na qas ta jeri', rumal chi xek'oji' nima'q taq a'jna'oj chi rij we chak patan, e iyomab' ixoqib', k'o keta'amab'al chi rech kilik kitayik ri k'ate ke'alaxaik, nim ri keta'mab'al chi rij le ub'antajik le ojer cholq'ij, ri e'are' kkiya' uq'alajisaxik aretaq xya'taj ri tz'utal tz'alamal.

¿Jachike q'ij xalax ri awal ali on ala? Are nab'e k'ot'b'al chi'aj xuquje' chi rij ri utzlajisaxik uwach, kpaj rij le mayab' cholq'ij ruk' le kaxlan cholq'ij. Aretaq k'o chi ri q'ij xuquje' are tzij ri uno'jib'al ri ajq'ij k'amal b'e, ri uq'alajisaxik kya'taj pa jalajoj taq uwach. Aninaq xinwil ri uq'alajisanem ri wajtij aretaq tajin kalax ri ne' on aretaq alaxinaq chik xuquje' chomatal panoq, pa le patan rech q'aq' on pa le nab'e ratinik pa meq'in, pa tuj. Jeri' ri' kub'an ri are', suk'ulik. Ri wajtij jalan wi ri are'. Ri are' kujuch' na, nojimal kub'an ruk' wachib'al xuquje' ruk' matzalem. Ronojel jun benaq q'ij kupaj rij xuquje' kusol ri kuq'alajisaj taq ri wachib'al. Kutzij ri kotz'i'j, kutik'ib'a k'u ruxlab' ri uq'aq', kuporoj ri pom.

Ri are' kuch'ik k'u q'ij rech taq ri tzijonik, kb'an opanem ruk'; ruk' q'a'lb'al k'u'xaj kt'uyi' ka jun chi uwach ri utab'al chi upam ri rochoch uk'olib'al, k'ate ri' ktaqex nima'q taq tzijonem xuquje' je'lik taq tzijonem.

Utz kinwil ri keb' ub'antajik. Pa uk'isb'al, le uq'alajisaxik kuk'am b'i jun pa ri owatalik, pa taq k'olib'al na iye'tal taj xuquje' pa taq chomanik. Pa ri uq'inomal le ch'ab'al K'iche', k'a pa le upach'uxik ri k'aslik tzij ri kutzijoj nima'q taq xajtajem chi kixo'l ri e winaq, le kaj xuquje' le uwachulew. Ri jun na kkowin ta chik kuk'oxomaj rib', e nik'aj chik, junam ruk'.

Pa ri ojer k'aslemal, ri ak'alab' kk'am kib'e pa ri kik'aslemal rumal ri ktzijoxik xuquje' ri kya' ub'ixik rumal jun ajq'ij k'amal b'e. Ya'tajinaq ri eta'mab'al pa junamam chi kech ri e alaxik xuquje' ri komon, eta'matal kiwach xuquje' na qas ta eta'amatal kiwach xkiya' kitob'anik chi rech kitijonem ri e k'ajolab' q'apojib' pa ronojel taq k'olib'al. Jalajoj taq ri kilik kikajmaxik, ya'tajinaq ri eta'mab'al, suk'ulik, jalajoj retal kuya' ri kalaxik chi uwach ri q'ij ya'tal rumal le mayab' cholq'ij. Na kinkowin taj, xaq xew kink'amawa'j rij ri kuq'alajisaj jun utzalaj k'aslemal pa junamam xuquje' ruk' k'ixb'alil, ri na utz taj kb'an jun chi rech xuquje' ke'il ri e winaq rumal chomanik rech ch'akanem on ukojik k'ax, kerilij ri e winaq chi jujunal, k'a pa ri uk'iysaxik, kk'oxomataj ri jalajoj taq kib'antajik, ri keta'mab'al, ri kuk'a'm la pa kiq'ij kalaxik xuquje' jalajoj taq uwach kkecheb'ej na. Jeri', maj k'amb'ejanik rech b'anoj k'ax xuquje' ri tajin toq'ob'sab'al wachaj, le k'ixb'alil chi rij jun chik, xaq xew kkik'amawa'j kib'.

"Maj nuk'isik xuquje' inuk'u'x taq le ch'umil, inuwach le nuq'ij walaxik". Are wa' we ojer tzij.

RI UKA'YIB'AL LE Q'IJ

∶

Pa taq we q'ijsaq xaq xew kqatatab'ej taq ri kb'antajik, ri maj qas krecheb'ej. Qeta'mam uchokonsab'exik xuquje' rilik taq le qachomanik xa rumal upatanixik qarajawaxik rech aninaqil, ri q'aq' rij, k'o jujun q'alajisam chik, pacha' le wa'ik on kb'antaj le uxlanik xuquje' nik'aj chik, ri na qas ta ko k'olik, ri ya'tajinaq tzalijsab'al uwach rumal aninaqil, ri iye'tal chi qech pa we uwachulew rech we q'ijsaq. Na are ta chi kqilij ri q'ijilal, pacha' jun k'ulmatajem kchomax panoq, na naqaj ta panoq xuquje' na naj taj ri uch'akatajik. Chqesaj ri qilb'al chi rij ri amaq'el kxajtaj ruk' le uwachulew, ri b'anoj rech q'equ'mal rumal upatanixik taq le chak pa le komon amaq'el ya'talik xuquje' kq'i'tajisanik. Pacha' ne le chaqab'il, ya'talik, jun chi chak patan kb'e pa tz'il.

Le pa'inik pa taq ri q'ijilal na naj ta kriqitaj wi chanim. Jun q'ij tzij k'ate ri' jun chi q'ij na tzij taj, sib'alaj nim upatan chi qech. Aretaq kqaj ri jab' on kel aq'an le q'ij, jun jastaq chi kixo'l nik'aj chik ri maj chi kupatanij. Chi rech uk'oxomaxik le winaq, rumal ri uq'ij ralaxik, rajawaxik kk'oxomax rij ri

143

q'ijilal, pacha' jun tzob'aj ri amaq'el kslab'ik, jun k'olib'al tajin kwa'lij uwach xuquje' ri q'ijilal pacha' k'u'xal. Pacha' k'u'xal xuquje' na xa ta jun to'b'al ib' rumal uchayik taq ri chak.

We uk'isb'al uq'alajisaxik chi tzij rech sachib'al k'u'xaj, jun chi utayik. Na je ta ri'. Xaq xew we ktern'ex rij we jastaq ri': ri rech jun q'ij na kqil ta ri nimalaj uk'extajem pa jun chi q'ij, kjunamataj ub'antajik pa ri meq'owal xuquje' pa ronojel ri retalil le usutim qij qawach, k'o jub'iq' uwi' ri kaqiq' on sutz' jewa' xuquje' jeri'. Jub'iq' on sib'alaj uwaq'ij. Pa rokib'al aq'ab', le taq ch'umil xsutz'ar kiwach, rumal rilik, chila', k'o jun sib'alaj kchuplinik. Are ri' ronojel. Jalajoj wi we kqachomaj chi naj kqiye'ej. Chqab'ij, jun q'ij majo'qa chumajij uqajem ri jab' xuquje' ri q'alaj. Sib'alaj kq'alajin ri uk'exb'em wi rib'. Ri uch'aqalik, le uslab'em xuquje' le uwachib'al taq le sutz', ri uxaq taq che', le k'olem -pa taq k'olib'al chi k'a e ch'ajch'oj na-, le e pepe, e wonon, kib'ix jalajoj taq tz'ikin, nik'aj chik xuquje' xaq una'tajisaxik chi utz'aqat jun tzijob'al chi kkowinb'ex uq'axexik xuquje' uk'oxomaxik.

Kkowirisax rilik, rumal ri' kojkowinik kqapa'ij le junab' pa keb' nima'q taq jub'a'. K'o uq'ijilal ri rech meq'inal xuquje' ri rech chaqi'jal, k'o raxqinilik xuquje' joron. We xaq are kqapa'ij, kojok'ow pa kajib', ri qab'im kajq'ijilal chi rech, wene xew qakamulim qaroxmulim ub'ixik kajq'ijilal rumal chi na qas ta rajawaxik kchokonsab'ex pa ronojel uwach le uwachulew. We xaq are kqapa'ij uwach kojopan q'ij chi q'ij, kate ri', rumal jub'iq' uk'oxomaxik, kojkowinik kqanimaj chi jujunal, chi upam jun cholchak, tajin kub'an ri uchak upatan. We na kqilij taj, na are ta ri' kub'ij chi na kxajtaj taj xuquje' maj uq'ij upatan. Ronojel q'ij k'o jub'iq' uk'extajem.

Jumul chik, are ri raxqinilik, pacha' le kaqiq' xuquje' ri
uslab'em. Kisachem on kik'olem ri e nitz'a'q taq chikop, ri
kxik'ik'em taq ri e ripipel chikop on ri je'likalaj kib'ix. Le e
ch'umil jub'iq' e b'inaq. Le q'ij, le ik' keriqitaj ne pa jun chi
ch'awem tzijonem.

Chi kech taq ri e ajq'ijab' rech K'iche' k'aslemal, wa' sib'alaj
nim upatan rumal chi ri uq'ij ralaxik jun winaq tzijtalik,
tzuk'ul rumal taq ub'antajik ri uk'a'naq ri uk'olib'al choq'ab'
ri kalax wi, kk'am ri nab'e ruxlab', le utun q'ij on ri ub'antajik
uk'olem le ik', le uk'olib'al ta le ch'umil. Ronojel q'ij jalajoj
wi xuquje' tajin ub'anik jun chomab'al k'o jun ruxlab'al.
We na kajawax taj kchokonsab'ex ri tzij uxlab'al, rumal ri'
k'o jun uk'u'xal, are k'u we k'u'xal na qas ta jeri' ub'antajik,
rumal kojkowinik kqab'ij chi ronojel q'ij jalajoj wi ri uchak
upatan. Jalajoj taq ri chak patan, rech xa jun cholchak,
ksutinik xuquje' tikital rumal usolik rij ri uslab'em le q'ij.

Na k'ixib'al taj xuquje' na jun ta wi utayik, aretaq kchomaxik
chi oj, oj winaqib' kqapatanij qib' ruk' le uwachulew, aretaq
kojalaxik kqataqej jun uq'ijilal taq choq'ab'ib'al ri kub'an
k'ax chi rech le qab'aqil, le qak'iyem, chi rech le jalajoj taq
qilb'al xuquje' ri qab'anoj. Kqab'ij chi le e ajq'ijab', le qaq'ij
qalaxik raqan uq'ab' jun cholchak, ruk'a'am on uk'amom b'i
jun uk'oxomab'al xuquje' utz kb'ix chi rech, uk'u'xal. Jumul
chik, we na qas ta utz rilik le k'u'xal, rumal ri' kojtzalij pa ri
tzij nim ub'antajik xuquje' rech ojer tzij: le qaq'ij qalaxik k'o
jun uka'yib'al. Ri' ri ka'yib'al xuquje' are uwach, uka'yib'al
kuq'alajisaj ri qab'e qajok.

Jalajoj taq ri usolik rij xuquje' rajilanb'al ri q'ijilal, ri kuya'
nimal qaq'ij chi ojmayab', kuq'alajisaj taq ri tyo'jlab'em
xuquje' ri q'ijilal pa le kajulew xuquje' pa le uwachulew,
rumal k'u kech, tyo'jlab'em rech uk'oxomaxik qib'.

USOLIK RIJ LE SAQIL XUQUJE' LE Q'EQU'MAL.

.
.
.

Le mayab' cholq'ij, pacha' jun chi cholq'ij, uk'a'tal rumal keb' raqanil sib'alaj nima'q kipatan chi rech uk'oxomaxik. Jun are ajilab'al, le ucholik ri rajlab'alil xuquje' ajilanb'al are chi kkowinb'ex rajilaxik xuquje' le jun chik are le ub'i', ri kib'i' taq ri q'ij ya'talik. Oxlajuj q'ij kriqitajik-ajilab'al xuquje' juwinaq q'ij-b'i'aj. Kb'an jun chi rech we keb' are chi kwokotaj pa cholaj, jun tzob'aj rech oxlajk'al q'ij. Le ojajq'ijab' aj K'iche'ab' kqab'ij Cholq'ij chi rech wa', "ri rajilaxik taq ri q'ij". Are cholq'ij utak'alib'al le qak'oxomanik pa jujunal xuquje' pa uk'iyal, ri petinaq wi ri qachomanik, ri no'jib'al xuquje' jun nimalaj raqanil rech qab'anoj chi uwach taq ri uchomaxik taq ri qachak chi qajujunal xuquje' pa uk'iyal, pa qab'antajik. Xuquje' ri k'amal b'e.

Le cholq'ij kojuya' chi upam ri ub'e'el ch'ob'otalik xuquje' chi rij pajib'al una'oj, kuya' tzalijsab'al taq wachaj rumal ronojel k'otb'al chi'aj. Ksik'ix uwach, kb'an taq reta'maxik

147

xuquje' uk'oxomaxik, we jastaq ri' pa kitukelam na kkik'ulaj
ta kib' rumal ri kik'olib'al pa ri b'anoj, ¿jawi' k'o wi le
uwaq'ij chanim? ¿Jas kub'an le ik'?, ¿Wene k'o jun chi jastaq
xajtajinaq pa le ja k'olib'al? ¿La k'o jun rachik'am jun jastaq
jun wi rilik utayik? Rumal le mayab' cholq'ij, chi kijujunal
taq le q'ij rech le qacholq'ij, na kkowinb'ex ta uk'oxomaxik
aretaq ktasik.

Pa ronojel k'oxomanik, ktaqex ruk' jun ilb'al na janipa'
ta ub'antajik. Qab'ij k'ut, chi rumal uq'axexik jun q'ij, ri
uno'jib'al le ja' xuquje' le q'aq' chi upam ri ya'tal uch'ob'ik.
Rech le ja' sib'alaj nim, rech le q'aq', jun chik xuquje' sib'alaj
nim ri uk'a'naq. Le ja', pa jun xa'r, le uk'atowem jun q'aq',
chila' kriqitaj wi ri utz'aqat xuquje' ri uslab'em. Na jun ta ri
q'aq', ri q'aq' krepowik, tajinik kslab'ik pacha' utzaqib'al ri
jastaq kya'ow uchoq'ab'. Waral, k'o keb' jalajoj b'anoj: Jun
are uwa'lijem, uk'iyem le q'aq', aretaq kwa'lijik kupetisaj
q'aq', kk'atanik, kusach k'u'xaj aretaq kelesan b'ik. Le jun
chik aretaq kqaj le q'aq', xk'istajik, xk'extajik xuquje' kuk'am
utikb'alil aretaq kqaj uwach. Rumal ri' ri ja', rech amaq'el,
le q'aq', kb'iyo'wik. Jub'iq' uk'exb'em wi rib', sib'alaj nim
upatan rumal uk'oxomaxik re q'ij-k'u'xal pacha' jun cholajil
rech taq le b'anoj rumal jalajoj taq no'jib'al pa tzob'aj.

Chi kijujunal taq le q'ij, chi kika'yib'al taq le q'ij, ri kqab'ij
Nawal chi rech -xuquje' waral, rumal ri' na kinb'ij ta ronojel
ri' ri tzij-. Kya' jun rajilab'al xuquje' jun ub'i'. Ronojel taq
le ajilab'al kya'taj ruk' le retalil, le ja'. Ronojel taq le b'i'aj,
kya'taj ruk' jun no'jib'al ya'tal rumal le q'aq', jumul chik,
jun chi retalil. Ronojel q'ij, le ka'yib'al xuquje' le wachinem,
ruk'a'am ri', jun raqanil rech amaq'el raqanil xuquje' jun chi
raqanil kch'uyuwik.

Le rajilab'al taq le q'ij rech le mayab' cholq'ij, pacha' le
rajilab'al taq le nawalib', kk'oxomataj rij rumal ruxlab'al le
ja'. Rech b'anoj, le k'u'xal on le ub'antajik ri rilik utayik le
uq'alajisaxik rib' le ja'. Na e'are' ta le ja', xa jeri' utzijoxik
kib' kkib'ano. Le ub'i taq le q'ij rech le mayab' cholq'ij, are
kqab'ij, le kib'i' taq nawalib', kak'oxomatajik xuquje' kya'
uq'alajisaxik chi rij le ruxlab'al le q'aq'. Kpaqi'k on kxuli'k,
rumal ri kpe wi ri uchoq'abib'al xuquje' ri retalil taq le
raqanil una'b'alil uwachulew, ko ri ka'ilitajik on na ka'ilitaj
taj: b'atz', b'e, aj on ja, ub'alamil ixoqal, ukotal ri achi'al,
xuquje' nik'aj chik.

Le mayab' cholq'ij are ja' xuquje' q'aq'. Ronojel taq ri nawal,
ronojel uka'yib'al jun q'ij, are q'equ'mal xuquje' saqil. Pa
jujunal xuquje' pa utikb'alil, rajawaxik kk'oxomax rij le ja',
le ruxlab'al on uchoq'ab'ib'al le ja', pacha' ixoqal. Le q'aq',
rumal le ruxlab'al on uchoq'ab'ib'al, rajawaxik kak'oxomax
rij chi are achi'al: le mayab' cholq'ij kk'oxomataj rij k'a pa
ucholajil taq we taqanik. Le cholq'ij, jun cholchak amaq'el
kk'asleman ruk' taq ri na kuk'ulaj ta wi rib' rech utz'aqat,
jeri', pacha' uchomaxik ri cholchak iye'talik, pa taq ri tak'alik
xuquje' pa relem b'i ri raqanil, jujun taq q'ij-rajilab'alil taq
ri k'u'xal, e jujun kech taq ixoqal, e nik'aj chik rech achi'al.
Pacha', taq q'ij-ub'i' taq k'u'xal, k'o kech ixoqal xuquje'
achi'al. Pacha' uk'oxomaxik wa', aretaq ktzijox ri ixoqal
xuquje' achi'al rumal uchayik taq ri choq'ab'ib'al, na tajin
ta kb'antaj chanim, ka'ilix ri b'anoj rech poq'sanem winaqil.
Rumal ri', xaq xew kqachayuj ri q'awachitalik.

Q'equ'mal xuquje' saqil, q'equ'mal xuquje' utikik ri ixoqal,
saqil xuquje' uk'atowem ri achi'al, are k'u wa' ri ka'ilitajik
rumal upajik taq ri rech amaq'el xuquje' ri kch'uyuwik,
uw'alijem ri q'aq' xuquje' ri uqajem, ri joron. Ri k'extajem,

uk'extajem taq le choq'ab'ib'al, umolik taq ri uxlab'al:
utikb'alil, uk'iyem xuquje' ralaxik jun winaq.

PA RI UKOWINEM LE JA'

Ri uk'oxomaxik taq le rajilab'al le mayab' cholq'ij, xuquje' ri nawalib', are una'ik. Na nim taj, chi rij le utak'alib'al tzij xuquje' ri uk'u'xal, kb'antaj jalajoj taq uq'alajisaxik pa tzob'aj, suk'ulik xuquje' maj uk'axal. Nab'e panoq, pa le jun chi uq'at wuj, kinq'alajisaj na jujun taq ub'antajik we eta'mab'al, ri xaq pa rilik maj uch'ob'olik are k'u pa ri uk'olib'al, sib'alaj elenaq uwi' ri uk'oxomaxik. Waral kinnab'ejisaj ri nab'e taq oxib' rech le oxlajuj ajilab'al uk'a'naq le ajilanik.

Rajilab'alil nawal jun. Ri utikb'alil, utixem ri k'ak'alaj ja'. Nojimal uk'iyem "kupa'ij utz'u'mal le uwachulew". Kjororik, pa matzalem. Ruk' utzil kb'inik, tajin kutzukuj ri ub'e.

Ri ub'antajik ub'inem, kruk'a'j b'i ri uxer, na rech taj, na rech ta ri uk'u'xal, ruk' ronojel, wa' kuya' utz'aqat ub'antajik. Ktz'ajik, ktz'ilob'isaxik on kq'inomarisaxik. Xuquje' ri uk'iyem le ja' rech matzalem, maj k'ax kub'ano, rech jamaril. Xuquje' na ka'ilitaj ta wi.

151

Nawal ajilab'al keb'. Ri tzalijem, le ja' raj kb'e uk'isik. Ktzalij
chi rij, pa raqan, pacha' uxi'm rib', pacha' ka'ilitaj uk'isik.
Xuquje' pa matzalem, are nim chi uwach utixem ri kk'iy
wi uloq. Are ri k'wa' kpe uchaqijik, ri ko'lik uxulanem, ri
ujororemal le jab' aretaq kb'antaj ri uq'eqal jab'.

Jun tzalijem pa aqanaj rumal jun jastaq rech amaq'el b'anoj:
kk'am uchoq'ab'. Are uxlanem, uya'ik choq'ab'. Are usolik
rij, rajilaxik. Rech taq ri uq'ijilal, pacha' jun raqanil le
wokowinaq ronojel le cholq'ij, ri' ri uk'extajem xuquje' ri
uya'ik choq'ab' xuquje' kkich'ob' na, k'ate na, ri tzalijem,
tzalijem pa ri b'e, le choq'ab' nimarisam. Pacha' ri', le ajilab'al
nawal keb', rajaxawik ka'il ruk' jun uxo'l ch'ob'otalik rumal
chi aretaq kutas rib' pa matzalem k'ax chi rilik aretaq ktzalij
loq.

We kb'an b'enam rumal uk'oxomaxik rij ri ximital wi le ja',
ajilab'al nawal keb' are ri choq'ab'ib'al chi rij le xaq kriqitaj
panoq. Nawal keb' are unawal ri solonik pa tzalijem xuquje'
are kraj kuk'am b'e chi uxe' ri kq'alajsanik. Chi rij, jawi'
kaslab' wi ronojel taq ri ub'e'el uk'a'mal, chila' k'o wi ri' ri
nawal.

Nawal ajilab'al oxib'. Ujaqik b'e, ri ja' kch'akan pa uwi'
taq k'axk'olil. Keb' uka'yib'al, jun kqab'j ch'uch'uj xuquje'
ki' chi rech, chi rech, ri jun chik k'o uchoq'ab' kojcha chi
rech xuquje' pa taq ri uk'axal, kukoj k'ax. Are nab'e, utaqem
ri ub'e chi uwach. Pacha' kb'ulq'u'tik, are ri ja' uch'akom
uchoq'ab', kutaqej k'u uriqik taq k'axk'olil, rumal uriqik
kub'ano xuquje' je uq'axexik kub'ano, pa uk'isb'al, pacha'
uk'oxomaxik ri keb' ub'antajik kqab'ano.

Ri nab'e ub'antajik xaq xew ri utixem ke'opan chi uchi' taq ri k'axk'olil. Maj wululem kub'ano, na ktzurun taj, utaqem ruk' jamaril xuquje' usutim rij, xuquje' wa' kuk'iyisaj jun taqanik rech amaq'el: kkowinik kjab'un ri ra'. Aretaq jewa' kub'ano, pacha' utorotajem jun b'inel ja', kpoq'ik, xuquje' jeri' uq'alajisaxik ri ketzelanik xuquje' ri na kuk'am ta wi rib' are rech k'u'xal jun chi rech taq uq'alajisaxik sib'alaj ch'ob'ol chi rech le nawal ajilab'al oxib' pa jalajoj taq k'olib'al. Jun chi taqanik, aretaq kjab'un ri ra' on kpoq'ik, ri utzalaj utixem na pacha' ta chi ri', ronojel taq tzaqb'al ja' chanim, jalajoj wi ri uchoq'ab' xuquje' upaqchinem, rumal ri', jun chi b'inem xuquje' kuk'am b'i wa' pa jalajoj taq opanem.

Le ukab' ub'antajik aretaq le ja' na kkowin taj kb'in pa ri uk'iyem, rumal ri' pa utukelam kuriq ri uk'axal. Kupaqchij pa ri uk'iyb'al xuquje' xaq kupaq'ij rib', maj utanalik. Kkowinik kupa'ij ri uk'axal. Kupa'ij, kumino, kuch'ako. Waral le ja' kruk'a'j le uchoq'ab', rumal jun paqchinem xuquje' maj jun kq'atowik. Na kk'is ta pa ri choq'ab' xuquje' na b'anal ta k'ax, rumal ri', ri utzijoxik uq'alajisaxik we keb' jastaq, we keb' ka'yib'al, aretaq kch'ob'otaj le nawal ajilab'al oxib', kkowinb'ex ub'ixik ruk' ub'e'el, chi le ukab' ka'yib'al, we ub'antajik ri b'anoj, na amaq'el taj kya'tajik. Tzij chi kya'tajik.

Nawal ajilab'al oxib' are ri ja' kchub'an pa le uwachulew, aretaq le turub'ala', ri rokem loq kub'an taq ji's. Ri uwa'l taq wachaj. Nawal ajilab'al oxib' kuq'alajisaj ri k'aslemal, le ja' xuquje' ri kaqiq'. We choq'ab', we choq'ab'ib'al, we q'ij-k'u'xal, amaq'el kuriq ub'e xuquje' ri kb'in wi ub'ik, kupoq'isaj. K'a pa ri uk'exb'em wi rib', amaq'el uslab'em, ruk'a'am k'ak'alaj uslab'em.

UTAQEXIK

I

Le mayab' b'antajik, ri e mayab' qawinaqil, amaq'el, ri a'jna'oj chi rech uterene'xik taq le soloj rech cholq'ij, amaq'el ojk'o chi rech rilik ronojel ri kxajtajik. Ri kik'iyal taq le e sanik chi rij jun suk'a b'e pa joq'otaj, ri unimal jun usok am xuquje' jampa' ka'ilitajik. Le jalajoj taq uwachib'al le sutz' pa ub'enib'al taq q'ij, ri nab'e taq kaqulja pa uq'eqal jab' pa uq'ijil le junab', ri uch'awib'al xuquje' uxojlinem ri nab'e kaqulja. Ronojel kxajtajik, ronojel kb'antajik, we kkowinb'ex uq'axexik, kuq'alajisaj k'u ronojel raqanil jun cholchak xuquje' kuya' kan rilik ronojel taq ri iye'talik on ri kuya' jun jachike xuquje' jun chi rumal jun kem, jun chi cholchak. Chi qech oj, jun k'amb'ejab'al tzij, na ksach ta qak'u'x aretaq kqaterne'j ri uxik'ik'em jun chupiq'aq' xuquje' aretaq kqeta'maj, jas uwachinem le ixim. Kk'oxomatajik, jeri', janipa' uk'iyal ija', jachike ija' rajaxawik ktikik xuquje' ri uq'ijil. Na k'ax taj, tzij wi chi na k'ax taj.

We ub'antajik usik'ik rij xuquje' usolik rij, amaq'el kriqitajik, kekowin ta wi kkijach kib' rumal rajilaxik ri q'equ'mal xuquje' ri saqil, le mayab' cholq'ij. Le taq q'ij, kb'antajik, aretaq kkimulij kib' pa ucholajil le q'ijilal ruk' jun chi jastaq, pa jun chi q'ij. K'o ktiki' chik xuquje' kuya' jun k'amb'ejab'al rumal jun chik ri sib'alaj nim, xuquje' k'o tajin ktikitajik, kk'is uwach, chi rij ri' kk'is wi, ktiki' chi jun. kb'an kilik taq le e ch'umil, ri kik'olib'al xuquje' ksol taq ri achik'. Kak'oxomax uwachib'al ri uxaq taq che', kna'taj ruk' ri b'aqilal. Ronojel k'o upatan.

Ri xq'ax kanoq, xya'taj uq'alajsaxik, pacha' q'equ'mal, maj uk'amb'ejab'al, rumal ri', are wa' utak'alib'al ri chomanik rumal uk'oxomaxik chi qech oj. Le utzwachil, jun k'amb'ejab'al, pacha' kub'an jun ajna'oj rech utzwachil, jun ajq'ij k'amal b'e aretaq kuk'oxomaj ri rula', kukoj ri ilb'al rumal taq le uslab'em, le utzijoxik ri ub'anoj, aretaq kutatab'ej jas taq ub'anom ri rachik', kuta ri uk'aslemal, ¿la k'o uk'ulaj?, ¿Utikel k'olik, utikelam?, ¿jas kuchakuj?, ¿jampa' kumajij una'ik ri uk'axal?, ¿Jas uwach kyakow utze'? xuquje' jalajoj taq k'otb'al chi'aj. K'ate ri' kchokonsab'ex le jalajoj taq cholq'ij rech le junab' taqem, kkowinb'ex rilik taq le ch'umil, ktaqex reta'maxik le uq'ij ralaxik jun winaq xuquje' nik'aj chi e winaq. Ksol nik'aj taq k'axk'olil uq'axem on k'ulmatajinaq. Ri ajq'ij k'amal b'e kutijoj rib' chi rech una'ik ri ub'aqilal k'ate ri' kkowin chi rech usik'ixik ri rachik'. Na k'ax ub'anik, tzij wi chi na k'ax taj.

Pa utikb'alil, pacha' ri', le pixab' ruk'a'am we chak patan jeri' utzijoxik. Ri utz'utal utz'alamal jun kajulew, le utikik jun winaq, ri uwokik, ri uq'ij ralaxik, kkowinb'ex usik'ixik pa jalajoj taq ub'antajik xuquje' pa jun k'a'mal, pacha' ri mayab' taq q'o'oj, jun ximitalik xuquje' jumulaj b'atz pach'utalik; ri

uk'oxomaxik taq le kb'antajik, b'anoj, na chajital taj xuquje'
ri elesam uwi'. Na k'o ta pa q'equ'mal, xaq xew reta'maxik
le uk'u'xal xuquje' we maj ra'lal taq le chomanik, pacha'
le tzijob'al, are chi kb'antaj ch'ajch'oja taq sik'inem rech
tzukunik on eta'manik jawije' tak'al wi ri cholchak rech
k'oxomanik. Kintz'aqatisaj, xuquje' kriqitajik, ri to'b'al rib'
ri k'u'xal, jun ya'talik xuquje' jun tzob'aj rech ojer tzij rumal
taq le ilb'al ilitajinaq xuquje' jun no'jib'al rech utzwachil
ronojel ya'tal chi rech le tz'utal tz'alamal. Pa we chak patan,
na kya' ta uq'alajisaxik jas kb'an chi rech taq ri k'oxomanik,
maj qas k'olib'al rumal chi are nab'e q'alajisanik. Kekanaj
k'ut, waral ketz'ib'ax wi kanoq, ri chomanik xuquje' ri
no'jib'al rech kajulew ajilanib'al xuquje' rech ulew ri kkiya'
b'e ruk' ri nimalaj ilb'al, ri uchomaxik jun winaq pacha'
xkib'an ri e qati't qamam.

Kqanab'ejisaj jujun taq usuk'al chomanik xuquje' kqatiq
k'u ri q'axinaq ruk' ri k'a maja' na, ri ojmayab', kqil k'u
ri uchomanik ri winaq, kqachomaj rij ri kjunamataj wi ri
awexanik xuquje' ri uwachinem le ixim, pacha' ri nimalaj
chak patan rech uwokik jun kem. Rumal jun, jun chi chak
patan xuquje' ilinem, kupach'ula rib' ri retalil taq ri tzij.

Le winaq rech ixim, are oxlajk'al q'ij. Are le Q'ij, le
Uwachulew xuquje' le Ikoq'ij. Le winaq xuquje' le ixim
e'are' le ajilanib'al rech le Kaj xuquje' le Ulew, e oxlajk'al
q'ij. Le Q'ij, le Uwachulew, le Ikoq'ij xuquje' jujun taq
ch'umil kchokon chi rech usuk'mayixik le rilik panoq, chi
rech una'ik, rilik xuquje' uch'ob'ik, uch'obik xuquje' utayik,
uk'amik ub'e taq ri iye'talik.   Le ixoqal are Uwachulew,
pacha' ri nan pa utz'utal utz'alamal ri kk'iysanik xuquje'
kuya' ri wachib'al.

Ri wokom xuquje' ri tikom kuk'a'm jun ajilanem, ronojel
b'atz' ri ximowinaq, ri t'orom wi kuk'am b'i pa jun chik
t'orotal wi, rumal jun ch'uyuwem pa jun chik, kk'iy jun
kem. Ri alaxinaq xuquje' ri cholchak, ri aninaq kuk'ex rib'
aretaq kalaxik, are wa' ri' uk'u'xal le qacholq'ij, le mayab'
cholq'ij.

RI TZ'UJ KUSLAB'AJ TAQ LE E CH'UMIL

•|

Rumal ri xb'itajik. Kinq'alajisaj jun k'oxomanik, na kinq'alajisaj taj jas ub'antajik, rumal ri', k'ate na panoq rumal umulixik rib' taq ri xajtajinaq, na qas ta k'ax ri utiqik panoq.

Le sib'alaj nim upatan waral. Are ri qariqom le ojajq'ijab' chi rech ruk'a'xik le ja' kqab'ano, rumal kitob'anik taq ri rajilab'alil nawalib', kuya' b'e chi kech keb' nik'aj chi raqanil rumal ujunamaxik rech utzukuxik. Jun, ri rajilab'alil japachike ajilanem pa le mayab' cholq'ij, kuq'alajisaj uya'talil ri tikarib'al on le urepowem jun jastaq, we k'u rech winaqil on na rech taj. Pa le winaqil, ronojel ajilab'al kuq'alajisaj ri eqelenik. Kuq'alajisaj ri kinaqajem le ixoqal ruk' le achi'al, are ri kutzirik; kuq'alajsaj ri usuk'al uchak ri achi. Keb', qeta'mam wa' pa utikb'alil, le rajilab'alil le cholq'ij, kuq'alajisaj ruk' nimalaj k'ixb'alil, ri choq'ab' uk'a'naq, ri

ukowil k'u'xaj, ri choq'ab' pa tikb'alil, ri chomanik xuquje'
ri nimalaj choq'ab' rech ronojel winaq, we k'u achi on ixoq,
Weta'am, jun wi rilik utayik.

Le mayab' cholq'ij, ri rajilaxik uslab'em le Kaj xuquje'
le Uwachulew -le rajilaxik le uslab'em uk'iyem ri q'aq', ri
uwa'lijem xuquje' uxulanem-, rumal ub'antajik ri uch'ob'ik,
k'o jujun taq taqanik kuya' b'e chi qech ri kqachokonsab'ej
ri ajilanib'al rumal ub'antajik taq ri q'ij, ri reta'amaxik chi
ronojel k'o jun utikb'alil rech ixoqal xuquje' jun tikb'alil rech
achi'al, kkiyu'jaj kib', kkik'iyisaj k'ak' k'aslemal. Rech jun
xuquje jun chi tikb'alil, ri iye'tal chi rech ri ch'ob'onik are
uwokik xuquje' uk'exb'em wi rib' ri k'ak' taq choq'ab'ib'al.

Pa jun jastaq ya'tajinaq pa le cholq'ij, kb'an tzalijem xuquje'
kb'an b'inem chi wachaj, le ojajq'ijab' kqak'oxomaj rij
ri tikarib'al xuquje' le tz'utal tz'alamal, le ixoqal xuquje'
le achi'al pa le poq'sanem-recheb'exik xuquje' ronojel ri
iye'talik.

Pa rilb'al winaqil, le xq'axetajik na k'ax ta k'u utzukuxik:
le cholq'ij, pa taq ri rajilab'alil, ri rajilab'al taq nawalib',
kk'iq'alajisaj chi qawach ri eqelenik, le tikarib'al, ri rech
achi'al -xuquje' na rumal ta wa', kk'oxomataj ta rij utob'anik
ri rech ixoqal, are ri suk'ul b'i chi rech taq ri k'axk'olil: ri
uwa'al ri achi. Ri rajilaxik taq le b'i'aj, ri ub'i' taq ri nawalib',
kq'alajisaj ri tz'utal tz'alamal chi qawach, ri tikb'alil, ri rech
ixoqal -xuquje' waral, na xa ta ktas kan ri rech achi'al, waral
le sib'alaj nim upatan are ri ub'antajik ri k'aslemal keqanik,
rumal uk'extajem taq ri choq'ab', chi rech le ixoq-.

Ri rajilab'al taq nawalib' are le ja', jun chi rech le uk'u'xal
on ri uchoq'ab' jalan wi upetik: wene ktzuqunik, kjeq'isanik

on kmu'b'anik, tajin ktzukunik on kupak jun b'e xuquje'
tajin kupa'ij jun opanib'al xuquje' nik'aj chik. Amaq'el k'ut,
b'italik, pacha' ri ja'. Ri rajilab'al taq nawalib' are utikarib'al,
utikb'alil ronojel cholchak. Ri ub'i' taq nawalib' are le
q'aq', jun chi rech uk'u'xal ri uwa'lijem on uqajem ri q'aq',
kkiq'alajisaj kib' rumal ub'anik jalajoj taq k'iyem, pacha',
q'alajisanem rumal jun ya'l choq'ab' ri kuya' uk'olem. K'o
kixib' xuquje' b'italik, pacha' le q'aq'. Ri ub'i' taq le nawalib'
are utikb'alil on ruk'a'xik b'anoj rech tz'utal tz'alamal pa
ronojel uk'iyem.

Ri uq'alajisaxik ub'i' taq nawalib', ri tz'aqatalaj uq'alajisaxik,
petinaq k'u chi upam we tz'ib'atalik. La xaq xew k'u wa'
tz'uj kqajik: ri ub'i' taq nawalib', kkiq'alajisaj ri no'jib'al, ri
b'antajik, ri slab'em kub'an ronojel winaq, rumal ub'antajik
ri k'u'xal pa jun jastaq rech tz'utal t'zalamal, le ixoq xuquje'
le achi kkik'utunisaj na ri kik'exb'em wi.

Le mayab' cholq'ij rech ojer tzij, are ja' xuquje' q'aq', ri tajinik
xuquje' ri petinaq, ri q'equ'mal xuquje' ri saqil, le rech ixoqal
xuquje' le rech achi'al, uwa'lijem ri q'aq' xuquje' pa ri uqajik
kuk'ex ri uslab'em. Ri rajilaxik le oxlajk'al q'ij, qacholq'ij, are
tikarib'al xuquje' alk'wa'lanem, are eqelenik xuquje' le tz'utal
tz'alamal, le poq'sanem. Owatal chi upam ri rajilanib'al, le
cholq'ij kuq'alajisaj taq ri unaqajem ri kxajtajik xuquje'
kupaqchij ri rech achi'al aretaq ke'ok pa taqanik rech ri
uk'iyal rumal uk'iyem, ralanem xuquje' uno'jib'al ri rech
ixoqal. Chila' k'ut, le ojajq'ijab' kqataqej utzijoxik ri winaq,
¿jachin ri tat?, ¿jachin ri nan?, ¿jas taq uwach ri' xya'tajik pa
tikb'alil?

We ka'ilitaj ri wachinem pacha' jun cholchak ri kb'antaj
ruk' rilik apan le ija', ri rawex, uchajixik, ukajmaxik xuquje',

uk'iysaxik, ¿jas k'u uwach kojq'atow chi rech ub'anik pacha'
ri k'i'alaj uk'oxomaxik ri alanem?

RUTZIRSAXIK

Ri taq nawalib', le nawalib' kechayun rumal ajilab'al, are uk'u'x ri kjaqow ri tz'aqat chomanik rech ri uk'oxomaxik le mayab' cholq'ij. Na jaqatal ta keta'maxik, owatajinaq ri kib'antajik, kichajim ri ub'antajik ri kya'taj ruk' le nawalib' rech b'i'aj. Aretaq jun kreta'mataj kiwach, pa ri uk'oxomaxik le K'iche' tzijob'al, ri iye'tal chi rij ri k'oxomanik xuquje' ub'antajik uka'yib'al ronojel taq ri q'ij sib'alaj mayib'al, maj kjunamataj wi.

Weta'am, qeta'am chi ri xajawatajik are ruk'a'xik wa' we jub'a' no'jib'al rech ojer tzij, xaq xew chi kech ri e xu'mal jotoyal rech we tinamit k'olotal wi kanoq xuquje' xaq xew chi kech e jujun taq winaq e xe'ta'il alaxik q'alajisam wi kanoq. Kq'alajsax na jujun chi rech taq ri ajilab'al, pine' na k'u ri chak patan xaq xew rech uk'oxomaxik ri tikarib'al xuquje' le tz'utal tz'alamal rech winaqil, kub'ano, kel uwi', chi le taq nawalib' rech ajilab'al, kkich'ob' relik jun jastaq rech kaj pa kajulew, pacha' ri uchoq'ab' ri kupaq'ij rib' ruk'

ri kaqiq'; junam ruk' jun winaq aretaq kutzalijsaj uwach
ri k'aslemal, pacha' uch'obik jun achik' are taq ksuk'i' ri
kajawatajik, xuquje' nik'aj chi jastaq. Pa we k'olib'al na
kuya' ta b'e chi rech upoq'saxik ronojel ri unimal, rumal chi
nab'e rajawaxik kk'utunisaxik jawije' ri kya'taj wi ub'anoj
xuquje' jas ub'antajik, pa ri mayab' no'jib'al, ka'ilitajik aretaq
kechokonik.

Pa taq le k'ache'laj amaq'el nojinaq chi rech mayul pa
mayab' juyub' taq'aj, amaq'el kb'itaj chi kixo'l taq ri a'jna'oj
rech taq le jalajoj taq cholq'ij, chi pa ri uno'jib'al ri winaq,
ri ub'anoj, ri uchoq'ab', ri uno'jib'al xuquje' ri kuch'ob'o,
are ri iye'tal rumal ri tikb'alil xuquje' na qas ta are' pine'
sib'alaj nim upatan-, rumal utijonik. Nimalaj uq'alajisaxik,
ri uq'alajsaxik raqanil we tz'ib'atalik.

Ri tikb'alil are b'e xuquje' jeri' b'italik. We jun chi ub'antajik
ri' are kk'amow ub'e utatab'exik ri utzalijem chi rij ri winaq,
na pa unitz'al taj, na pa le tijob'al taj, na pa ri q'inomal on
meb'a'il taj, na xa ta chi uchi', k'amom ub'e pa ri ki'alaj
ub'inem on na rumal ta ri'. We juk'ulaj ch'ob'otalik ksik'ix
waral, are kk'amow ub'e ri tatab'enik kub'an ri nan pa le
tz'utal tz'alamal.

Ri kuk'am wi rib' kib'antajik taq nawalib' rech ajilab'al
xuquje' ri rech b'i'aj aretaq kb'ix ub'i' jun q'ij, oxib' Kaqiq',
jun k'amb'ejab'al, kkich'ob' aq'anoq, chi are' xajtajinaq pa
tikarib'al, ri eqelenik, ri kchomataj rumal achi'al-ixoqal.
Xuquje' kuq'alajisaxik, jachike ucholajil ri tikitajem, ri tz'utal
tz'alamal, ri kuchomaj rech ixoqal pacha' rech achi'al pa le
utz'utal utz'alamal jun kajulew, jun Uwachulew, jun ne'.

Kojb'e pa taq jub'a' xuquje' kojkemen rumal utz'apixik

ri kem k'a matam. Xq'alajisatajik, jun uk'ayib'al le taq
oxib' nawalib' rech ajilab'al. Ri utikb'alil, ri usuk'mayixik
xuquje' upakik b'e. Jun, keb' xuquje' oxib', pa cholajil.
Nojimal, ya'tal ub'ixik. Chojtzalija pa jun q'alajisanem rech
ri mayab' no'jib'al ajwaralik. Le taq nawalib' rech ajilab'al,
rumal ri retalil xuquje' ri no'jib'al junam ub'antajik ruk' le
ja', kkich'ob'o jas kb'antajik aretaq kya'taj le tikarib'al pa
winaqil, le ajilab'al e'are' keq'alajisan ri eqelenik xuquje'
ri jalajoj taq uwach. Kkiq'alajisaj ri uqetem xuquje' ri
uchomaxik, kkiq'alajisaj ri uk'a'mal xuquje' ri uk'isik. Rumal
wa', kb'an jun suk'alaj juch' ri kub'an jun chi rech utikik ri
b'e, petinaq chi rij ri ub'antajik ri k'u'xal, b'anoj on choq'ab'
rech jun nawal ajilab'al xuquje' e'are' uchoq'ab' tak'al wi,
nima k'u'xaj, choq'ab' pa tikb'alil, ri utikitajem xuquje' ri
uchoq'ab' ri k'u'xal rech ronojel winaq, we achi on ixoq Jun
slab'em kuq'alajisaj ri jun chik.

Jub'i'q k'amb'ejab'al. Nawal ajilab'al jun, jun pa K'iche'
tzijob'al, are ri tikb'alil. Kutaqej b'e, ujororemal ja', matzalik,
pa k'ak' b'inib'al. Are tikb'alil, nab'e aqanaj. Aretaq kq'alajisax
ri ub'antajik kiqetem pa ri kiriqonem rech eqelinik chi kixo'l
jun ixoq xuquje' jun achi rumal ri upoq'saxik kib' jun ruk'
jun achi chi upam ri poq'sanem, nawal jun, kuq'alajisaj ri
eqelen ib' ch'ob'otalik. Maj unimal ri kxajtajik xuquje'
maj nimalaj juluwem. Maj jas uwach ktz'aqatisan taq ri
sutinaq chi qij chi qawach, jun wi kib'antajik, cholchak
owatalik on jachike na kajawan taj, ri k'o chi winaqil. We
b'anoj ri' na qas ta k'ax ub'anik, na'talik, jub'iq', xaq k'ate'
xuquje' kajunamataj ruk' ri tikb'alil, are utaqexik jun b'e.
Rumal uch'ob'olik ri usuk'al kya'ow uchoq'ab' ri sib'alaj nim
upatan rech winaqil, ri e alaxinaq chi uwach le nawal jun,
xaq kematzi'k, pacha' upetik ri tikb'alil, e matzamoj, na k'ax
ta una'taxik taq ri jastaq kkib'ano, wene k'i taq ri kkimin wi

kib' xuquje' maj kixib', na kkiq'alajisaj ta chi wachil, kuk' kpe wi taq ri no'jib'al xuquje' ronojel ri kajawatajik, kkaj ronojel kkib'ano, ronojel utz kkilo. E utz taq achi'l.

SUK'MAYIXIK.

Le uwokik ri choq'ab' sib'alaj nim upatan pa uno'jib'al ri winaq, are uq'axexik ri nab'e taq jastaq chomatal chi rij ri eqelenik tikital kanoq. Jun slab'em ri kuch'ob' jun chik.

Jun chi k'amb'ejab'al chanim xuquje' jalajoj taq q'alajisanem. Ri nawal ajilab'al keb', Keb', chi upam ri kitzij kich'ab'al pa kitinamit ri e wati't numam, kb'ix suk'mayixik chi rech. Are b'enam, xaq rech keb' oxib' q'ij, pa aqanaj. Uxlanem, upetik, uyakik choq'ab'. Ilik ruk' k'oxomab'al. Are ajilanem, rajilaxik, xuquje' kb'an k'olem chi rij on owatal chi upam le b'anoj rech choq'ab'. Aretaq kq'alajisax ri riqoj ib' chi upam ri eqelenik chi kixo'l jun ixoq ruk' jun achi, pa le poq'sanem, nawal keb', kuq'alajisaj ri eqelen ib' jawije' ri rech achi'al, rumal jalajoj taq jastaq, kok chi rech usuk'mayixik.

¿Jas uwach wa'? Ri rech achi'al, majo'qa kya'taj ri eqelen ib', pacha' ri', pa ronojel taq chakub'al rech k'aslemal xuquje' qab'ij ri rech uxlab'al, na kuk'a'm ta rib' ruk' ri rech ixoqal, we ka'il ruk' utzalaj ilb'al, rumal chi nim upatan pa ronojel taq wa' we k'oxomanik, le ixoq kuk'am k'ut. Le achi chuputal chi upam ri joq'otaj xuquje' chi rech ri k'olib'al. Jun b'anoj rech eqelen ib' jawije' ri ixoq na kuna' ta ri nimalaj ki'al, wa' xuquje' jun jastaq sib'alaj nim upatan uk'oxomaxik, ri kq'alajisax chi upam we q'ataj. Ri achi kuk'utunisaj chi na qas ta suk'ulik, na rumal ta eqelen ib', xa ta ne na kkowin ta chi rech ri k'aslemal, pacha' ri'. Ri are' na qas ta suk'ul chi rech kruk'a'aj, kraj kuya'o on kuchomaj jun tz'aqat rech eqelenik, aretaq kk'ulmataj ri uchak upatan rech na'balil ruk' le ixoq. Rumal ri', ri b'anoj rech eqelen ib', ruk' utikb'alil, na are ta uchomaxik ri poq'asanem ruk' rayinem.

Ri are' k'ajol ala na, ri ali are nab'e'al chi uwach, kuya' k'u xib'in ib', sachib'al k'u'xaj on kupa'ij taq ri chomanik rumal uchapik, ri ukojik k'ax chi rech ri chomatalik on k'oxomatal kanoq. Ri are' na je'lik taj, maj uje'lal on xaq xew ri uchomanik, rumal ri', kk'oxomaxik, chi rech ujunamaxik ruk' ri ali, na nim ta uq'ij. Kterene'x b'i ri uk'a'mal, ri are' kchomaxik chi maj uq'inomal, na kunimaj ta wi chi kkowin na on na kuna' taj aretaq kya'taj pa ri tz'utal tz'alamal xuquje' pa ri riqoj ib' on pa le tijonik. Jun chi jastaq rech na'talil, ri are' na rech ta q'ilonel rumal loq'onik chi kixo'l ri achi ruk' ixoq on ri loq'onik ruk' ri junam kib'antajik, q'alajinaq, na qas ta je ub'anik chi uwach le ixoq: maj kub'ij uk'u'x chi rech, maj uch'ob'oli chi uwach, xuquje' kya'taj jastaq ri xa kuch'it we kk'ulmatajik pacha', ri eqelen ib', k'a pa utikb'alil, kuya' k'ulanem rech minom pamaj on xa chomatal chi rij jun on e chomatal chi kij ri keb'. Jun chi jastaq rech sachib'al k'u'xaj, nim uk'axal, na kuya' taj, aretaq ri achi xa kojom upam chi rech reqelexik jun ixoq ri maj kk'aman ruk'. Jun chomanik rech k'axk'olil rumal keqelexik ri ak'alab', ri kutz'aqatisaj pa jalajoj taq tzob'aj, ri ukojik choq'ab' chi rij jun on jalajoj taq

winaq, xuquje' utz'aqatisaxik ri ixoq, ri kpe chi rech ri ixoq.
We uk'isb'al, na utz ta wi, eta'matal chi k'ut.

Jun chi k'amb'ejab'al. Ri are' on e keb', tajin kkitzoqopij kib'
rumal jun jachike ktijowik. Wene xqumux tzam, jastaq ri
kub'an k'ax on jun chi jastaq. Pa ronojel jastaq q'alajisam, ri
are' na kriqitaj taj aretaq kya'tajik. K'o nik'aj taq k'a'mal ksol
rij, kqaya' na kan wa' are chi kub'ana' xuquje' kintz'aqatisaj
jun chik ri ktan rilik utayik: ri ala sib'alaj ojer chik uriqom
yab'ilal: chupinaq k'u ri eqelen ib'. K'i taq usutz'al ri
chomanik uq'equ'marisam ronojel ri k'olib'al. Maj kya'taj
chi kixo'l ri rech achi'al xuquje' ri rech ixoqal. Xuquje' kya'taj
pa nik'aj chi q'ij, pa nik'aj chi tz'utal tz'alamal, q'alajinaq
k'ut xuquje' kuk' nik'aj chi juk'ulaj winaq, ri kk'aman b'i pa
jun chi k'otb'al chi'aj: ¿Jas uwach ri kxajtaj ruk' ri achi?

Chanim ruk' jun ch'ob'onem sib'alaj nim upatan. Chi qech
ri ojajq'ijab', ri kqawa'lijisaj taq eta'mab'al chi rij ri jalajoj
taq ch'ob'onik rech eqelenik, q'alajinaq chi qawach ri kya'taj
chi kixo'l ri kuna' rech ixoqal, pacha' ri, tz'aqat rutzwachil
jun ne', we ixoq on achi. K'o jun ya'talil kk'amowik
xuquje' ilitalik ruk' taq eta'mab'al chi ri ukoch'ik taq ri
yab'ilal, jun ch'uch'ujalaj uchomaxik ri no'jib'al xuquje' jun
nimalaj ukoch'ik ri nab'alil rumal ri winaq, are k'u ri unan
kuq'alajisaj on kutzijoj, k'a pa ri qajilab'al, jororemal xuquje'
ri choq'ab'ib'al aretaq kriq ib', na nitz' taj, q'alajinaq k'ut, pa
ri na'b'alil. Pa ri uk'amik kub'an ri ixoq xuquje' pa ri ub'anik
una'ik aretaq kuk'isb'ej apan ri poq'sanem, oj kqariq taq
retalil.

Jun k'amb'ejab'al sib'alaj nim upatan aretaq ri ojajq'ijab'
kqasol rij jun winaq, are ri' jawije' kq'alajisax chi qawach chi
ri winaq tajin kqilij, k'o k'axk'olil chi rech ri ub'aq, chi rech

uware, on pa ri nima'q taq uwiqb'aq. Kjunamax ri tikarib'al xuquje' ri tz'utal tz'alamal, rajilab'al taq nawalib', ub'i' taq nawalib', amaq'el k'ut, pine' na ink'o ta chi rech uq'alajisaxik jun cholajil, xaq xew ri uya'om, qariqom k'ut aretaq jun ixoq maj kub'ij uk'u'x chi rech ri eqelenik on maj kuna'o aretaq kriqitaj chi upam ri tz'utal tz'alamal, na kkowin ta k'u chi rech ko alaj rilik utayik ri ne'. Jewa' k'ut, aretaq ka'ilix rij taq ri yab'ilal on k'axk'olil amaq'el kya'tajik, rech amaq'el on tajinik kk'extajik, kqariq k'ut chi ri rajlaxik ri uq'ij ralaxik jun winaq, ri uwach uq'ij, ri utik rawex, are retalil jawije' kk'oxomataj wi ronojel ri uk'oxomaxik. Kpa'in k'a pa reta'maxik taq ri riqoj ib' xuquje' kkitaqej ri achi, ri ixoq, ri tat xuquje' ri nan, ri tikital wi, ri raqanil xuquje' ronojel utikik ri winaq. Are k'u le tz'utal tz'alamal, k'ate kqil panoq.

Kojtzalij chi rech uq'axexik. Pa uq'alajisaxik taq ri kk'amow ub'e ri uchoq'ab' rech winaqil, ri e alaxinaq chi uwach ri nawal keb' e'are' ri' ri winaq sib'alaj nim kilb'al, k'o kixib', kemayowik, k'o kichoq'ab' on kikowinem, xaq xew kkil ri kriqitaj chi kiwach xuquje' kkik'am rilik chi upam ri kik'olib'al. Ronojel sib'alaj kkichomaj rij xuquje' na qas ta k'kaj ri riqoj ib'. Rumal ri utasik kina'b'alil ri tat xuquje' ri nan, are ri' kb'anow chi kech chi na keqet ta kuk' ri e winaq. Na qas ta kkaj ri k'aslemal rech wokaj, are kkaj kkitukelaj, ri uk'oxomaxik xuquje' ri b'antajik tikom kanoq, chi upam ri nima'q taq uka'yib'al elem pa tzob'aj, pa tinamit, pa uk'iyal. Ri e alaxinaq pa nawal keb', kkitas kib', e kojol taq k'ax, xaq kematzi'k, chi upam ri kik'aslemal, ketzukunik xuquje' kkiriq ri kurayij kik'u'x rumal taq jastaq ri xaq xew e'are' kekowin chi rech upataníxik xuquje' chi rech uk'oxomaxik. Kub'ana wi na aretaq kkiq'alajisaj kib', chi uwach ri saqil, kkib'ano ri kkaj xuquje' kkelesaj b'i kib'. Na ruk' ta utzilal, keb'ek.

MAQAQEM

Maqaqem nawalil, are ri', maqaqem pa raqanil taq uchoq'ab'ib'al ojuk'a'naq, are ri' ub'anik ri kqab'ano ojajq'ijab', chi rech uq'alajisaxik jun jastaq jun wi ub'antajik: ri jastaq na kq'alajin ta pa taq ri qachomanik aretaq utz kkil kib' ri e winaq.

We kkitzijoj ri ch'ob'onik ri e rajilab'al nawalib', ri qetem rech ajawan ib' xuquje' ri loq'ob'al ke'opan pa ri chak patan rech poq'asanem, k'a pa tikb'alil, ¿jas uwach ri tz'aqatisanem kya'taj chi kixo'l ri e winaq?, ¿Jas uya'ik ri utz'aqatisab'al?

Na qas ta k'ax uk'oxomaxik kb'anik we ksuk'mayix utatab'exik ri uchayik utak'alib'al taq ri uchoq'ab'ib'al pa ri kajulew pacha' ri jumulaj mayab' eta'mab'al. Xuquje' kriqitaj ri rech "ixoqal", pa le jun chik ri rech "achi'al", ri na suk'um ta b'i ruk' ri no'jib'al rech poq'sanem. Pacha' ub'ixik, kpoq' uchayuxik, k'o ri rech ixoq xuquje' rech ixoq achi'al, achi achi'al xuquje' achi ixoqal pa jalajoj taq xulanik b'inib'al.

Wa' ktikitaj b'i ruk' ucholajil uterene'xik taq le q'ij pa le mayab' cholq'ij. Na kelesax ta ri jalajoj taq eqelenik xuquje' ri q'axem chi upam on ri maj kupatanij, are kq'alajisax ri utz chi kech.

Pa jub'iq', rumal retz'ab'exik taq uchayuxik pajib'al rech tz'aqatisanem ruk' tzij, kkowinb'ex uk'oxomaxik we petinaq: ri ixoqal rech ulew, kk'amanik, kya'ow k'aslemal, kqajik, q'equ'mal, ri joron on ri tajin ktzaq uchoq'ab' pa jun k'olib'al, ilb'al petinaq. Kinq'i'taj ta chi rech ub'ixik, rumal chi sib'alaj nim ri cholajil. Ri achi'al pacha' uwakaj, rajil, tzaqanel, kpaqi'k, saqil, ri meq'in on ri tajin kpe uchoq'ab' chi rij jun k'iyb'al; rilik ri b'e.

Pa ri rajilab'al taq nawalib' rech le mayab' cholq'ij k'o jo'ob' ri ya'tajinaq chi rech ri ixoqal xuquje' wajxaqib' ya'tajinaq chi rech ri achi'al. Pa ri ub'i' taq nawalib', e k'o oxlajuj rech ixoqal xuquje' wuqub' rech achi'al. Jeri' le kajulew, "Kruk'a'aj" ixoqal pa ri umulinem xuquje' kub'ano, pa ri achi'al, xa jun ri kuterene'j rech ixoqal.

Chanim kb'an jun chi rech. Nab'e kanoq xtzijox ri jun raqanil k'amal b'e nawal oxib' Kaqiq', ri q'ij alaxik oxib' Kaqiq'. Nawal oxib' are achi'al xuquje' ri unawal ri Kaqiq' are achi'al. We umulixik, pacha' k'u'xal, kqab'ij tzaqat achi'al chi rech, we k'u achi on ixoq. Chanim jun chi ub'antajik. Ri jun raqanil k'amal b'e keb' Ija', ri q'ij alaxik keb' Ija'. Nawal keb' are ixoql xuquje' ri nawal rech Ija' are ixoqal. We tiqonik are ronojel ixoqal.

Jun chi xajtajinaq xuquje' utikitajem ri uk'exb'em wi rib' chi kixo'l ri sib'alaj ukojik k'ax on pacha' ruk'a'xik ri nimalaj k'oxomab'al rech upatanixik. Jun raqanil k'amal b'e, nawal k'amal b'e jo'ob' k'extajem. Nawal jo'ob' are achi'al xuquje' are ri achi'al sib'alaj kojol k'ax chi kixo'l konojel, ri b'antal k'ax chi rech, maj uk'ix, kub'ij ub'e'el, maj kraj xuquje' pacha' ri b'ital kanoq, remel chi upam taq ri jalajoj taq rajilab'al nawalib', are ri kukoj k'a'nal aretaq kqet ruk' pa ri b'anoj, rumal choq'ab' chi rech tzurunem. Are k'u ri K'extajem, ri unawal K'extajem rech ixoqal, pacha' ronojel ri rech ixoqal, nab'e kk'amanik xuquje' jaqtalik, kuna'o xuquje' krilo. Chi rech jun ixoq, we nawal k'amal b'e amaq'el ktzurun chi upam ri sachib'al taq k'u'xaj xuquje' ri uk'axk'olil rech uch'ob'ik rib': jo'ob' K'extajem, kril ri qas rech achi'al, b'anal k'ax, maj uxib', q'atonel, k'ax uch'ab'exik ri na kch'ob'otaj ta wi jampa' kriqitaj uq'ilik. Pa umulixik, nawal jo'ob' are sib'alaj k'o uchoq'ab' chi uwach ri nawal rech K'extajem.

Jun jastaq na kuk'ulaj ta wi rib': ri jun raqanil k'amal b'e, nawal k'amal b'e keb' Kumatz. Nawal keb' are ixoqal, chi upam ri utyo'jlab'em kriqitaj jastaq na kojkowin ta wi chi rech uk'oxomaxik jas che chi maj pa taq ri tyo'jlab'em rech qetem, b'ital k'u nab'e, k'o uxib' pa taq tzob'aj xuquje' xaq krowaj rib'. Ri unawal ri Kumatz, are k'u ri Kumatz rech Uwakaj, are unawal achi'al. Pacha' ronojel achi'al –ktzijox ri uk'u'xal–, are k'u wa' ri' chi rij upatanixik xuquje' na are ta uchoq'ab', k'o ukowinem ri Kumatz, kumin rib' chi upam jun jastaq rumal sib'alaj una'b'al, pa nojimal xuquje' pa ki'al. K'ate ri' kk'iyik, kub'aq'atij rib' pa le kaj. K'ate ri' kpe uchoq'ab', kumajij k'ut, ruk' jub'iq' no'jib'al, chi rech uch'akik xuquje' utz'apixik, aretaq kraj kutz'apij, kjeq'isanik xuquje' kukoj xib'in ib'. We achi, ri nab'e rilik na je ta ri'. Ri achi na keta'mataj ta chi uwach aretaq q'axinaq chi sib'alaj q'ij. Ri choq'ab' rech usuk'mayixik ri nawal keb', naj k'ut kuchajij na. Kb'itaj k'ut chi kok na jun pa ri ub'antajik, ri kraj ri k'aslemal xuquje' chi upam taq ri b'anoj rech chak

patan pa uk'iyal on ri ilinem pa junamam, jun kriqitaj na chi
upam pa uk'isb'alil, kkil k'u na ri kika'yib'al ruk' jun ri ojer
uk'oxomam rij ronojel xuquje' ri sib'alaj utz ub'anom chi
rech. No'jib'al xuquje' ub'antajik ri ojer chakutalik, na reta'm
ta uwach ri ch'akatajem. Jun no'jib'al rajawaxik keta'max na,
na kb'an ta k'ax chi rech. Kb'an jun chi rech, rumal uk'amik
jun chak pa matzalem, maj ch'awem.

Chi rech ri keb' jastaq q'aljisam kanoq na xintzijon ta chi
rij ri achi jo'ob' K'extajem xuquje ri ixoq keb' Kumatz. Maj
k'olib'al, xaq e k'amb'ejab'al. Ri tiqonem sib'alaj mayib'al
kub'ano are taq kpoq' uwach xuquje' kk'isik: kumajij b'i ruk'
oxlajk'al uyujik uwach kb'ix cholajil utak'alib'al chi rech.
K'ate ri' katz'aqatisax ri tiqonik chi rech ri ukowinem ri
junab' kb'an wi alaxem xuquje' are' wa' kmajin ri uq'ijilal ri
eta'manik chi rij le taq uk'extajem k'aslemal rech ri no'jib'al
q'ij pa ronojel winaq, pacha' k'u wa' k'o ne juchuy oxlajq'o'
waqlajk'al xajtajinaq chik, pacha' ri choq'ab' na ktix taj
pacha' rech le achi on le ixoq rumal jun jastaq kya'taj pa ri
tz'utal tz'alamal k'ate ri' kinya' uq'alajisaxik, rumal ri', pa
ronojel, are chi kk'oxomax rij jachike ri kya'taj pa jumulaj
junab', k'o oxchuy wuqq'o' kajlajk'al jastaq rech eta'manik.

Na kkowinb'ex ta reta'maxik pa jujunal, kb'an ta wi. Kb'an
k'u kiriqik, aretaq k'oxomatajinaq chi ri q'awachib'em, k'a
chi upam xuquje' pa ri no'jib'al, pa ucholajil ri tak'al wi:
ri oxlajk'al nawalib' ri cholq'ij rech uwa'lijem xuquje' rech
uxulanem taq ri choq'ab'. Cholq'ij rech tikarib'al xuquje'
rech tz'utal tz'alamal. B'anoj rech eqelenik xuquje' tz'utal
tz'alamal -pa ub'antajik winaqil-. Cholq'ij rech Kaj xuquje'
Ulew.

Chanim k'ut, kojtzijon chi rij ri maqaqem: Pa utikb'alil,

are ri ajawan ib', rech ri tz'aqatisanem, ri kya'taj chi kixo'l taq nawalib'. Xaq jeri' ub'antajik xuquje' k'ax uk'oxomaxik. Kb'ix k'u chi rech, kqab'ij k'u maqaqem chi rech, rumal chi are nab'e kchakunik xuquje' sib'alaj nim upatan chi upam taq ri no'jib'al pistalik. Are ri', ri ajawan ib' chi kixol e winaq, na are ta tzij jas ktob'an wi ri b'antajik, na rech ta saqalaj uk'oxomaxik ri chomab'al. Ri chomab'al kuya' taq k'ulmatajem, kuq'alajisaj taq chomab'al, kq'ilonik xuquje' krilij taq ri raqanil pacha' ri kurayix panoq, cholchak, utzukuxik taq ri kb'antaj pa komon, na are ta kb'an rech pa uk'isb'alil. We k'u jeri' kub'ano, are k'u ri' kqab'ij chi rech chi xa rech kraj xuquje' kkanaj kan chi rij ri rilik utayik le maqaqem-ajawan ib'.

Maqaqem jujun taq mul ksach ruk' le loq'on ib', xuquje' jun ruk' jun chik junam ketaqik, chi qawach oj, le maqaqem ruk'a'am nima'q taq chomab'al. Kinch'ob' chanim.

Nab'e xb'itaj kanoq chi le q'ij alaxik rech jun winaq kkowinb'ex uk'oxomaxik pacha' jun k'u'xal, wa' kk'oxomataj rij, ri' ri choq'ab'-k'oxomanik, kub'an jun kowinem ri jalajoj wi chi rech upatanixik pacha' ri kb'an chi rech ri poq'isanem, tajinik nub'im, ri' ri k'oxomanik pa le uwakaj petinaq wi xuquje' ri ya'tajinaq chi upam ri tz'utal tz'alamal. Jun chi ub'ixik, kqachomaj rij jas qatikik xb'anik xuquje' jalajoj uchomaxik kqab'ano. Ri' ri choq'ab'-k'oxomanik on k'u'xal-k'oxomanik ya'talik are ri' ri ojk'amal b'e mayab' ajq'ijab' kqab'ij Nawal chi rech.

Na xaq xew ta wa' kb'an chi rech uq'alajisaxik jun nawal, are k'u wa' kachokonsab'ex waral, chanim, pa we k'olib'al. Kinna'tajisaj ri nutz'ib'am pa utikb'alil. Ronojel nawal, -nawalib' pa k'iyal-, are jun k'u'xal jalan wi, jun k'oxomab'al

xuquje' jun chomanik rech ri uchayik taq le kab'ichal ixoqal-
achi'al. Pacha' ri' ri maqaqem, are ri utz'aqat ya'tajinaq chi
kixol ri na kkik'ulajil ta kib'. Kitz'aqat ri na kkik'ulajil ta
kib' xuquje' kkib'an xa jun chomanik. Xaq jeri' ub'antajik
xuquje' na qas ta kk'oxomatajik.

Jun k'amb'ejab'al, xqil panoq. Ri nawal k'amal b'e on jun
raqanil k'amal b'e keb' Ija', ri q'alajisam kanoq, kamul ixoqal.
Chi upam ri choq'ab' tak'al wi, nawal keb' k'o una'b'alil
xuquje' kojol k'ax. Chi upam ri chak patan, ri nawal rech le
Ija' k'o una'b'al xuquje' kutaqej, sib'alaj kwechinik xuquje'
owatal taq ri ukowinem pa le utijonik, jalajoj taq ri ub'anoj.
Kqab'ij chanim chi rij jun ixoq. Ri nawal k'amal b'e on jun
raqanil k'amal b'e oxib' Kaqiq', ya'tal kan jub'iq' uq'alajisaxik,
kamul chi achi'al. Pa ri nimalaj ukojik choq'ab' on upatan,
nawal oxib' are ri uka'yib'al panoq, kujaq b'e, amaq'el kuriqo
jas ub'antajik ri utaqexik. Chi upam ri ub'anoj on uno'jib'al,
ri nawal Kaqiq' tajinik kuya' choq'ab'. Kunimarisaj choq'ab',
kuriqo jas kub'an chi rech uya'ik uchoq'ab' ri kajawataj chi
rech. Kuto, jun pa ri b'anoj. Na kraj taj kq'ati'k. Na kraj taj
xaq ka'iye'nik, rumal chi tajin kpatanin chik. Na kraj ta ri
uk'axal, rumal ri' tajinik kub'an taq b'anoj are chi kopan wi
na chi upam ri kurayij panoq. Kqab'ij chanim, chi rech jun
achi.

Na qas ta kqakoj uwi', q'alajinaq k'ut. Ri taq choq'ab'
kqab'ij kkib'an jun utz'aqat b'anoj. Chi rech le ixoq pa ri
k'amb'ejab'al, ri uchoq'ab' rech tzurunik are ri nawal keb',
nawal keb', ixoqal, are tzalijem xuquje' ri tzalijem are utzurik
ri nawal oxib' rech le achi, rumal chi ri nawal oxib', achi'al
utz kuna' ujaqik taq b'e. Rumal ri', we keb' ri' maj ch'a'oj
chi kixo'l pa ri ch'ob'olem on riqonem, utikitajik choq'ab'.
Xuquje' maj wi pa ri no'jib'al on pa ri b'anoj, rumal chi le

nawal Ija' rech ixoq are ixoqal xuquje' owatal ri ukowinem rumal ri uk'iyem kajawataj na, pacha' ri kraj ronojel ija', jun choq'ab' ktz'aqatisan na rumal tob'anik. Ri tob'anik, ya'talil on choq'ab' rech utz'aqatisaxik on uya'ik uchoq'ab', are unawal ri Kaqiq' rech achi kya'owik.

Le unawal ri Kaqiq' achi'al, tajin chech unimarisaxik ri kraj kuch'ak ruk' uchoq'ab' xuquje' tajinik kchakunik. Jun utz'aqat ri kajawatajik, jun chi ch'ob'onik on jun etz'anem ri sib'alaj pajom rij, xuquje' ri na chomatal ta chi kixo'l ri e winaq ri kkijab' ub'e uchoq'ab' ri kajulew, kqil le ija', aretaq majo'qa upetik le jab', to'om rumal ri kaqiq', chi upam jun cholchak ktix pa le ulew, chi upam ri utz kuya' k'aslemal xuquje' ktuxan na ri owatalik pacha' jun k'ak' q'ayes.

Ri k'ax uk'oxomaxik xuquje' k'ak' jastaq chi upam le mayab' cholq'ij rumal chi kpa'in pa oxchuy wuqq'o' kajlajk'al jastaq ka'ilixik. Ri ujunamalil ixoqal-achi'al, winaqil-ixim, oxlajk'al q'ij, Q'ij, Ikoq'ij xuquje' Uwachulew kub'an na jun nimalaj no'jib'al eta'mab'al rech we q'ijsaq, we k'u ktzalk'atij na ri uka'yem ri ne' pa tz'utal tz'alamal, chi rech ri nan, aretaq ktikitajik. Ojer tzij ojer saq, qak'olom we qano'jib'al, jun ya'tal kanoq.

Kinq'alajisaj k'ut are chi kitz'apij we pixab' xuquje' kink'am jalajoj taq uk'a'mal raqanil ri kxajtajik. Kinmajij ruk' le nik'aj chi k'amb'ejab'al q'alajisam: ri ixoq jo'ob' K'extajem xuquje' le achi keb' Kumatz. Waral kya'taj ch'a'oj uxalq'atim rib': choq'ab' kojol k'ax xuquje' achi'al, rech le nawal jo'ob' rech ixoq kupaq'ij rib' ruk' ri uno'jib'al achi'al rech uk'a'nal unawal ri Kumatz rech achi. Ri ixoq kub'an ronojel ri nab'e, una'ik ri ka'yib'al, ri achi kusak'ajij ukowinem xuquje' uchomaxik rib'. Waral k'ut, tajinik kya'taj ch'a'oj chi kixo'l aretaq kechoman pa junamam. We jun jastaq ri kinya' uq'alajisaxik, in kinb'ij chi waral maj tz'aqatisanem ri na kkik'am ta wi kib'. Waral k'o taq kowinem choq'ab' junam uk'eyowal kuk'a'am xuquje' sib'alaj k'ax uchomaxik ri'. Na kink'isisej ta wib' pa we q'alajisanik, pacha' chi ri', kweta'maj le nawal keb' rech achi xuquje' ri nawal K'extajem rech ixoq. Maj chi kb'an chi rech.

Kkanaj k'u na rilik utayik jas che ri maqaqem pine' kya'taj pa taq usuk'umal chomanik xuquje' pa taq le no'jib'al, are k'u wa' ri kpa'in taq ri b'anoj rech chomab'al, kna'tajik pacha' uchoq'ab'ib'al taq ri nima'q taq na'b'alil, kya'taj wi, tajinik, maj utanalik. Ri upetik k'oxomab'al, rumal chi xq'alajisaxik jas kub'an chi kixo'l nawalib'.

Kb'itaj chi rech le winaq ri q'ij-k'uxal nawalib', jalajoj wi ri kichak kipatan pa kijujunal, ri' ri b'anoj kno'jin pa tzob'aj, pacha' k'oxomanik, ronojel q'ij-k'u'xal, "kchoman" pa ri utzij. Ojjumulaj taq winaqil. Na junam ta ruk' jas amaq'el kb'an chi rech rilik jun winaq pa ri kaxlan chomanik, le ojmayab' k'amal b'e mayab' ajq'ijab', kqakojo chi ri e winaq e pacha' jun chomanik amaq'el ruk'a'm rib': ojk'i taq chomab'al xuquje' ojjalajoj taq k'oxomab'al. We jastaq ri' kq'alajisax na pa le nik'aj chi uq'atchak. Chanim xaq xew kjuch' ri ub'antajik taq le chomab'al on no'jib'al kk'ask'at chi rech jun nik'aj winaq, are ri ajawan ib', loq'on ib' xuquje' le maqaqem, kya'taj uchoq'ab' pa ri tz'utal tz'alamal chi uwach taq ri utob'anik ya'tal ri chech ri tikonel nan, ri k'u'xal kpe wi taq ri eta'mab'al xuquje' k'iyem chi rech ri ne'.

Na qas ta k'ax ub'anik ri cholchak chi qech oj: we maj on kel taq uwi' pa ri tz'utal tz'alamal are kb'anow na ri tzukunik xuquje' ri etzelanik.

Xuquje' kqachap jalajoj taq utikb'alil we utak'alib'al taq q'alajisanem, ri k'amal b'e mayab' ajq'ijab' kqachomaj rij ri uq'ij ralaxik jun winaq. Kmajitaj chi rij jalajoj taq uk'oxomaxik pacha' ri jalajoj taq choq'ab' wokotalik, k'u xal-nawal, kqariq k'u ri ch'ajch'ojalaj tzijob'elil rech uwokik xuquje' rawexaxik jun winaq. Ajawan ib' xuquje' maqaqem wene kya'tajik on na kya'taj ta chi kixo'l ri tat nan. Ri kajawatajik wene k'o krecheb'ej on maj kuya'o rumal ri jun xuquje' ri jun chik. Jachike na k'ut, chi upam taq ri raqanil k'amal b'e on nawal k'amal b'e ri wokowinaq ri jujun taq raqan uq'ab' le mayab' cholq'ij, kriqitaj wi ri raqanil uk'oxomanik wa'. Chi upam ri tikarib'al xuquje' utz'utal utz'alamal we qawinaqil, are k'u wa' ub'antajik, ujunamil taq ri choq'ab' xuquje' ri chomab'al, ri kkich'ob'o chi kkisach kan ri chomanik aretaq kel uwi' ri ajawan ib'. Are ri', kub'an moy chi rech.

RI UTIKIK JUN KAJULEW UXLAB'

‖

Aretaq kb'antaj ri utzalaj tikarib'al, ri kb'itajik, aretaq ktikitaj jun k'ak' k'aslemal, jub'iq' uchoq'ab' ri nan xuquje' jub'iq' uchoq'ab' ri tat kkib'an jun chi rech uwokik jun k'ak' winaq. Tzij wi, q'alajinaq. Chanim, pa ri kichomanik ri e ojer taq mayab' ajpopab' chi rij raqanil ri kya'tajik. Oj kqab'ij chi k'o jun "pa'inik" rech ri nimalaj choq'ab' pa ronojel raqanil xuquje' we pa'inik kub'an jun on kumulij rib' rumal ujalatajem taq ri kpe wi. Kqab'ix Uxlab' chi rech.

Uxlab' are relik b'ik. Meq'inal. Uxlab'em. Are chuplinik, ruk'a'am k'atowem, poq'owik, k'atanal, uxlab' xuquje' k'ok'al. Are tzij ri utiqik xuquje' ri ub'antajik le ojer taq uchomaxik pa K'iche' tzijob'al, uxlab' kuq'alajisaj ri jun nimalaj choq'ab' pacha' ri b'antajik, pacha' jun ub'antajik kb'anb'ex rilik xuquje' una'ik.

181

Ri utiqik taq tzij xuquje' uq'axexik ri K'iche' tzijob'al, jewa' kb'an chi rech: aretaq kya'taj ri tikarib'al, jub'iq' ruxlab' ri nan xuquje' jub'iq' ruxlab' ri tat, kkipach'uj kib' chi rech uwokik ri k'aslemal, ruxlab' ri ne'. Pa we tikitajem, ri e mayab' taq ajpopab', ri ajq'ijab', kqab'ij chi na xaq xew ta k'aslik, kqachomaj rij xuquje' wa' we kak' k'aslemal.

Sib'alaj xib'ib'al uq'alajisaxik rumal chi pa utikb'alil, aretaq kya'taj ri k'aslemal ruk' ki'kotemal pa poq'sanik, kq'alajin k'ut, ri ub'antajik xuquje' ri b'antajinaq chi rech uk'iyem ri kpe wi ri k'u'xal chomanik on le tzantzaq'or xuquje' taq ri uk'a'naq, jun b'antajik rech ilb'al, uchapik xuquje' uk'exb'em wi, pacha' kb'ixik, jun chomanik jalan wi ub'antajik.

Ojer tzij, aretaq xe'ul ri e b'anal taq k'ax pa we qulew, le tzij uxlab', aretaq ktzijox pa kaxlantzij, kjunamax ruk' le tzij "anima'" "anima' ch'uqutalik", na are ta ub'e'el. Aretaq kch'ob' rij ri raqanil uxlab', aninaq k'ut kq'alajinik chi maj wi kek'amanik. Xaq xk'am panoq aretaq xk'ulmataj ri k'axk'olil. Pa taq we q'ijsaq, we kb'an utzukuxik ri ub'e'el ujunamaxik, wene na ruk' ta choq'ab' xuquje' na ruk' ta kojb'al, kkowinb'ex uchokonsab'exik jalajoj taq tzij. Choq'ab' k'aslemal, choq'ab'ib'al, upetik k'aslemal, uchomaxik upetik chomab'al, nik'aj chik. Ktzukux wi na pacha' ri eta'mab'al no'jib'al na waralik taj ya'tal k'u uq'ij. Kqaya' kan jela'.

K'a chi upam ri mayab' no'jib'al rech ojer tzij, le uxlab' ilital ruk' keb' raqanil. Jun are K'uxlaxik, ri ya'tal chi rech ri chomanik kriqitaj pa le nimalaj choq'ab', pa ri k'u'xal xuquje' pa ri kik'. K'u'x are anima', k'u'xal, k'u'x, nik'ajal.

Rumal ri' K'uxlaxik, are ri' tzij kqachokonsab'ej aretaq kojtzijon chi rij ri k'oxomanik. Kk'oji' ri k'oxomanik, kb'an

utzalaj chomanik, "chi upam" xuquje' naj uk'oxomaxik, na
xaq ta kya'tajik xuquje' na chi rij ta ub'antajik ri chomab'al:
maj k'oxomanem, mulinem, b'enam, junamaxik, chayik
on ucholik taq ri eta'mab'al xuquje' una'taxik taq ri
k'ulmatajinaq. K'uxlaxik jun chomanik owatalik, ruk'
matzalem, k'a chi unaqaj ri na'b'al xuquje' ri kowinem.

Ri jun chi raqanil le uxlab' are kb'ix Na'oj chi rech. Na'oj
are jun na'b'alil rech k'olib'al, ri uchapik, una'ik, ri utaqanik
ri k'olib'al. Xuquje' ri b'aqilal, pacha' kb'ixik, uxlab' rech ri
k'oxomanik "kuna'o" xuquje' kub'an chi rij rilik ri ub'aqilal.
Uxlab' kuna' na, kuna' chi na ruk' ri b'aqilal ri kpakow ub'e
xuquje' ri ksutinik.

Chi rech jun ne', aretaq kya'taj ri tikarib'al, jun chi rech
uk'oxomaxik rij upetik xuquje' nimalaj uchoq'ab' ri nan
kuyuj rib', kupach'uj rib', rumal upetib'al ri uk'oxomab'al
xuquje' ri nimalaj uchoq'ab' ri tat. Ri' ri pach' kqab'ij
k'aslemal chi rech ri ojmayab' ajpopab' rech ojer tzij,
na junam ta kipetib'al, pacha' kb'ixik, na ruk'a'am ta
kik'oxomab'al ri e tikonel, aretaq kya'taj chi rech ri ne', k'ak'
xuquje' pa utukelam. Kk'ask'at rumal rilik xuquje' ri chapik.
Kk'ask'atik, rumal ri' reta'am chi pa ronojel uk'aslemal jun
winaq, k'o uk'axal aretaq kya'taj ri tz'utal tz'alamal, ri sib'alaj
nim upatan, suk'ulik. Nim upatan. Ronojel we chak patan
are uk'a'naq. Uxlab', chi upam uk'oxomab'al ri ne', are
utikb'al chi rech rilik utayik xuquje' reta'maxik kub'an jun
winaq.

Aretaq jun ajpop sib'alaj nim reta'mab'al chi rij taq ri jastaq
k'ax uk'oxomaxik pa le mayab' cholq'ij kuwa'lijisaj jun
eta'manik rumal ri uq'ij ralaxik jun winaq, kk'oxomax rij jas
xb'antaj chi uwach ri uxlab', uk'oxomab'al ri ne', kuq'alajisaj

183

na ri amaq'el k'aslemal: ronojel ucholajil taq ri b'anoj rech k'oxomab'al, ri utyo'jlab'em k'aslemal ya'tal chi rech le q'ij. Pa ronojel utzwachil. Tzij wi, pa ronojel.

Chanim jun tzalijem xuquje' kqajat'ij rij unimal le aq'anib'al. Ri ojajq'ijab' chi qech oj, pacha' chi rech ronojel ixoq ri ukemom jun b'atz', ri k'aslik ne' k'o uk'oxomab'al. Are wa' nab'e ilb'al pa ri mayab' chomanik. "Ronojel k'o uk'aslemal" xuquje' chi rech rilik uk'iyem chi upam ri nan, oj kqab'ij, kqak'oxomaj rij xuquje' tajinik kqab'an jalajoj taq soloj, jas kub'an ri ne' aretaq kuq'alajisaj ri uchomab'al rumal ri uslab'em, jas tzalijsab'al wachaj kuya' ri nan pa ri jalajoj taq b'anoj ch'uqutalik, ki'utzwachil ri e keb' pa usuk'al ri uk'amik tyo'jlab'em xuquje' uk'oxomaxik rij ri b'aq'wachaj -on ri ka'yem- kta k'u chi rech. Tajinik ksol rij ri k'olib'al rumal chi are qas nim upatan chi rech we kpetik: ¿jachinoq, jawije' kriqitaj wi ri tat?

"Ronojel k'o jun uchomaxik". Pa ri nab'e taq k'aslemal, xa jun chomanik rech ruxlab' ri ne'. Pa uk'isb'alil ri tz'utal tz'alamal kariqitaj jun chi k'oxomab'al, ri kkowin ri chomab'al chi rech ujek'ik jujun taq retalil. Pa taq uk'isb'alil ri tz'utal tz'alamal ri uxlab' xuquje' ri nab'e uslab'em ri chomab'al rumal chi kkitiq kib'. ¿Jas reta'maxik qab'anom? Ojer tzij, ri chak patan xuquje' ri ukowinem jun mayab' iyom, are ktzijob'ex ri ne' chi winaqil. Na qas ta k'ax ub'anik xuquje' k'o uje'lal: b'ixanem. Kb'ixaxik.

Nab'e xb'antaj taq k'oxomanik xuquje' eta'manik. Chi rech utayik kk'oxomax rij jas kkib'an ri e juk'alaj keya'ow k'aslemal. Jas kxajtajik, jas tzalijsab'al wachaj kuya' ri nan. Xuquje' pa ri' ri joq'otaj ka'ilitajik jas tzalijsab'al wachaj kuya' ri ne'. Jas utak'alik ub'anom, jas uk'utunisaxik ri

una'oj kub'ano, una'ik ri uxlab', ri chapik kub'an ri iyom.
Kslab' k'u ri ne', kuk'utunisaj jalajoj taq ub'anoj aretaq
kb'ixaxik, aretaq ktzijob'exik. Pine' na junam taj ya'tajinaq
ri k'oxomab'al rumal wa', rumal chi tuqarib'al xuquje' k'ax
uk'oxomakik, kintzijoj ri uk'isb'alil: ri ne' kchomanik pacha'
uk'olib'al ri k'aslemal kriqitaj wi ri nan, chi upam ri kriqitaj
wi, kutzalijsaj ri una'b'alil, ri ne' reta'am jawije' kriqitaj wi ri
nan. Kujunamaj ri ya'tal rumal ri nan ruk' utayik utak'alib'al,
taq slab'em xuquje' ri ub'anoj ri ne', kk'isb'ex uq'alajisaxik
ri ub'antajik. Jas kuna'o, jas kuto, jachike kpaqchinik,
jas uwach ktzijowik. Xuquje' aretaq tajinik ktayik, ri ne'
kreta'maj chi rij ri ajq'ij kb'ixanik.

Jujun taq mul kqachoq'ab'ij ri ne' are chi kutzalijsaj ruk'
nimalaj uchoq'ab' b'ix, jujun taq mul kqaya' uxo'l, maj
uch'ob'olik. Kuq'alajisaj k'u rib' xuquje' kya'taj je'lik taq
jastaq. K'o jujun mul utikel kub'ano, pa jampa', ri rutzwachil
ri nan nojimal kpe rutzirik, jujun taq mul kb'antaj k'otb'al
taq chi'aj pa ri solonik, kuya' taq rib' ri retalil pa rachik' ri
nan.

Na k'ax ta uk'oxomaxik. Xaq xew kqachomaj rij ri uk'exb'em
wi rib' ri ub'antajik jun tz'utal tz'alamal jawije' ri nan kuna'
k'axk'olil. Waral k'o keb' jastaq pa utikb'alil: ri are' we na
utz ta kuna'o on ri are' kutzalijsaj na. Ri keb' chik aretaq
we ali on ala, kk'isow na apan wa'. Xuquje' wene kya'taj
na jun nimalaj k'axk'olil we kk'am na ri uk'axal, rumal
chi utz kuna'o. Ronojel taq wa' we jalajoj taq uwach k'i
taq uwach tzalijsab'al rech ri ne'. Chi rech utikik, ka'ilix ri
uq'ij ralaxik ri nan. Ktatab'ex na rech ri tat. Kwa'lijsax na
jun k'oxomab'al rumal uch'ob'ik tz'aqatisab'al, maqaqem
xuquje' ri kchokon wi. Xuquje', ri k'axk'olil on rokik loq pa
ri uka'yib'al utikb'alil. Are wa' kya'ow uk'a'mal ri eta'manik.

Aretaq kq'ax ri q'ij xuquje' kya'taj ri k'iyem, chi kijujunal taq ri xch'ob'otajik, ya'tajinaq jun uk'olib'al chi upam ri nan xuquje' jalajoj taq tyo'jlab'em pa ri rutzwachil. Chi uwach ri b'ix rech ojer tzij xuquje' ri umalik upam ri are', ri nab'e ka'ilitajik are ub'antajik taq no'jib'al, k'oxomab'al xuquje' ri iye'talik. Kchoman ri ne', kril apan ri ralaxik.

Are jun no'jib'al, ruk' taq ri ktzijoxik xuquje' ri cholotalik. No'jib'al owatal chi kiwach ri na kech taj rumal jalajoj taq koch'oj wachaj rech b'antajik xuquje' ri nimalaj kojb'al kib'anom kan ri e ojer taq ajpob'ab'.

Nim upatan ri b'ixanik. Sib'alaj k'i taq uwach kib'ix ri e ne'ab' xuquje' jalajoj taq uwach. Aretaq kb'antaj ri solonik kk'ex ri chapanik chi kech ri e oxib' keriqitajik, nan, ne' xuquje' ajq'ij. Wene kajib', wene k'o uwi', we kta chi uwach ri utab'al ri ajq'ij. We uk'isb'al wene na qas ta ronojel kchokonik, xaq tob'anel, ri' ri tob'anik kya'tajik pacha' ub'anik xuquje' uya'ik q'a'lb'al k'u'xaj pa junamam. Xaq jub'iq' uch'ob'ik kinb'ano.

Xek'oji' na e ajb'ixanelab' rech q'ijinik, e ixoqib' xuquje' e achijab'. Ronojel ri utza taq alanem xuq'alajisaj ri uchoq'ab'ib'al ri k'amal b'e, ri uk'aslemam, ri reta'mab'al xuquje' ri ilinem. Chpatanin ta b'a we chak are chi ktzalij na pa ri saqil we no'jib'al: kb'ixax ruk'a'am ri kajulew, chi rech ukowinem le ixoqal, chi rech utikik jun k'ak' kajulew.

Jurab'aj B'ix
Canto Oración

Alaj ne'
Alaj ne'
    Pequeña bebé
    Pequeño bebé
At ri' ri atuxaq
At ri' ri atk'ak' ra'

    Vos que sos la hoja
    Vos que sos la nueva rama

¡Chinatatab'ej!
¡Chatatab'ej we b'ix!
    ¡Escúchame!
    ¡Escucha este canto!

Xa jub'a' tzij
Xa kapaj tzij
    Es sólo una palabra
    Es sólo una plática

Wene' tajin katachik'anik
Wene' atwarinaq
    Tal vez estés soñando
    Tal vez estés durmiendo

¿Atkosinaq?
¿Attuqarinaq?
¿La utz kintzijon awuk'?
    ¿Estás cansada?
    ¿Estás cansado?
    ¿Puedo hablar con vos?

¿Atkosinaq?
¿Attuqarinaq?
¿Tajin katachik'anik?
    ¿Estás cansada?
    ¿Estás cansado?
    ¿Estás soñando?
Kwaj kintzijon awuk'
K'o jupaj nutzij chawech ruk' rutzil nuk'u'x
    Quiero hablar con vos
    Tengo una palabra de mi corazón para vos

Rumal awech k'as ri nuk'u'x
Rumal awech tz'aqat we nuk'aslemal.
    Sos la razón por la que mi corazón palpita
    Sos la razón por la que mi vida está completa.

                     Ajq'ij Te'k Warchaj Ajtz'alam

"Ronojel k'o jun unan xuquje' jun utat", on, "ronojel k'o jun utikb'alil rech ixoqal xuquje' jun utikb'alil rech achi'al kya'ow ri majib'al on alanem". Nik'aj chi uk'oxomaxik taq ri poq'isanem on ri k'ak' uk'oxomaxik taq ri uwa'l achi, ri qas rajawaxik kb'an pa ri tz'utal tz'alamal, kya'taj ta b'a ri junamil chi kixo'l ri nan kriqitaj pa tz'utal t'zalamal xuquje' ri k'ulajil tz'aqatisab'al. K'ax ujunamaxik, "k'ulaj tz'aqatisab'al" xuquje' pacha' ri'.

Ktikitaj pa k'ulajil on maj ri k'ulajil. Ri suk'alaj junamal kya'taj pa uchomanik ri ne', rumal ub'antajik ri nan xuquje' ri tat on ri utz'aqat achi'al chi rech ri nan. Ri nab'e tz'aqatisab'al rech achijal wene are ub'antajik ri tat, rumal ri' qeta'a'm chi wa' na rajawaxik taj kya'tajik. Kq'alajin keb' jastaq: aretaq kriqitaj ri tat chila' xuquje' ri uk'olem on utob'anik kya'taj ne chi kixo'l taq na'b'alil sib'alaj rajawaxik, pacha' uk'olib'al ri nan kriqitaj pa tz'utal tz'alamal, qab'ij ampe', pa ronojel ri ukajmaxik ri are' kb'anik; ri ukab' jastaq aretaq ri tat na kriqitaj taj, ri nan are ka'ilow ronojel ri jumulaj kb'antajik xuquje' ri b'anoj kxajtaj pa ri alanem.

K'o ri uk'axal, rumal ri b'antajilal, kb'ix tz'aqat achi'al, na rajawaxik ta na chi are ri achi xuquje' ri tat kya'ow k'aslemal. We na kriqitaj ta ri tat ya'l k'aslemal, le uk'olem ri kuya' na, we kya'taj na utojb'alil, wene are rech ri chaq'ixel, ri atz, utat ri nan, jun alaxik, jun achi'l, jun ojer k'ulaj, on jun k'ulajil chi na are ta ri tat, pacha' ne juk'ulaj ri kkina'o chi are' kalk'wa'l. Waral k'ut, sib'alaj k'i ri kya'taj b'ik, jun k'amb'ejab'al, ri nan wene ixoq kraj xuquje' wene jun ixoq ri utz'aqat. Keb' nik'aj uk'exb'em wi rib': wene ri are' na qas ta q'alajinaq ri uchak upatan on wene q'alajinaq wi chi achi'al ri utz'aqat. Sib'alaj k'i ri k'extajinaq wi, ruk' jub'iq' uk'extajem ri jastaq, ri uka'yem ri ne' kujek'ek'ej k'u le jalajoj taq xajtajem are chi kutzalijsaj uwach ruk' jamaril on ruk' ch'a'oj pa ri uk'iyem.

Kintzalij na keb' tanaj chi wij. Ri tat ya'l k'aslemal on uwachib'al kk'oxomanik ri kuya' utojb'alil uk'olem achi'al ri kk'extajik, kik'olem juk'ulaj achijab' ri kechakun pa junamam, wene kekowinik kek'oji' chila' pa ronojel ri tz'utal tz'alamal, xuquje' wene maj kekowin chi rech uya'ik ri kchokon chi rech ri nan, pacha' ri loq'ob'al xuquje' ajawan ib' pa tikb'alil. Wene kya'taj ch'a'oj, pacha' ri ch'ayanik on uqasaxik uq'ij ri nan. Kya'taj ne joq'otaj rech jamaril k'ate ri' tajinik uk'axk'olil ri na iye'tal taj, pacha' jun k'amb'ejab'al, ri k'ulajil naj kel b'ik, kb'e ne pa b'inem, wene junelik xb'ek, ktzalij ta chi loq, kchomatajik chi kriqitaj pa jun chi k'ulajil,

189

on kchomaxik chi kutukelaj ruk' ri ub'antajik. Q'alajinaq, chi na utz taj xaq kb'itaj aq'anoq, ronojel taq ri kkowinb'exik kya'tajik.

Xuquje' jewa' kya'tajik aretaq na kriqitaj ta ri k'ulajil. Ri jalajoj taq uwach kuna' ri nan chi uwach we jastaq sib'alaj nim. Pacha' utzaqib'al ri una'b'alil xuquje' ri utasik kb'an kan chi uwach, chi rech ri ne', chi rech ri k'aslemal, ri uchomaxik jun Ajaw on uwokik jun kojb'al ri kk'aslemam wi; uwulixik taq chomanik, mayowem on b'isonem, ronojel ri na kuk'ulaj ta rib', kuk'am ta rib' pacha' ri junamil xuquje' ri jamaril.

Na iye'tal taj. Junamil xuquje' jamaril.

Ri jastaq rech uk'olem ri k'ulajil, ri kya'tajik, on kya'taj ta ri k'ulajil, ri ky'ataj na, sib'alaj k'ax utzijoxik pacha' ri kmol aq'anoq. Jumul chik, pacha' xb'itaj kanoq, ronojel taq uwach tikarib'al xuquje' tz'utal tz'alamal kb'itaj k'ut chi k'a pa reta'maxik le mayab' cholq'ij, le ujunamaxik utak'alib'al taq le oxlajuj rajilab'al nawalib' xuquje' le juwinaq ub'i' nawaliab'. K'ate ri' kuk'ex rib' are tzij ub'antajik ri ne', k'ate ri' ri kajlab'alil ri ne'ab' pa tz'utal tz'alamal xuquje' taq ri uslab'em pa taq rik'ilal ri tz'utal tz'alamal. Rumal ri', ri retalil wa' we riqonem chi kixo'l ri tikarib'al xuquje' tz'utal tz'alamal, eqelenik rech poq'sanem rumal riqonem, tz'utal tz'alamal xuquje' ri patanixik, ya'tajinaq pa le ajilab'al owatal chi upam usik'ixik uwach le cholq'ij.

Kink'am raqan uq'ab' rumal utzukuxik k'oxomab'al ruk' ilinem. Nab'e rajawaxik kb'an b'inem chi upam we tz'ib'atalik. We junam uchololexik kb'anik na kkowinb'ex ta k'ut, kb'an k'u unitz'arsaxik pa kajib' uwach utak'alib'al ri tz'utal tz'alamal, are tzij ri ujunamaxik chi kixo'l ri tikb'alil ixoqal ruk' utikb'alil achi'al- pacha' uk'olem ri achi'al on na kriqitaj taj-. Chi rech le kajib' uwach taq utak'alib'al b'anoj rech tz'utal tz'alamal, kuya' k'u na, kajib' uwach taq cholajil ri kya'ow choq'ab' xuquje' no'jib'al chi rech ri winaq. Are ajilanib'al ri ktan rilik, ruk'a'am nima'q taq ajilab'al.

We kojb'e chi rech rilik le xch'ob'otaj kanoq xuquje' chi rech uq'alajisaxik ri nima'q taq uk'isb'alil we no'jib'al, nik'aj chi tz'ib'. "ronojel k'o utikb'alil…" Tzij, ruk' ri nan k'o wi retalil ronojel. K'a pa ri reta'mab'al rech uya'ik k'aslemal xuquje' xekel chi rij ri q'ilonem rech eqelenik on uslab'em, ri kraj na chi rech, are k'u tz'aqatalaj retalil. Ri utyo'jlab'em xu quje' ri uno'jib'al, q'alajisam ri ub'antajik, kkowin chech rilik japachike jastaq ri kopanik on ktzalij b'i pa k'ulajil xuquje' chi rij ri are', rumal ri tz'utal tz'alamal, kk'am b'i jun utzalaj tz'utal tz'alamal pa ronojel ri kb'antajik. ¿Jas uwach wa'? Ri are' wene are kjunaman ronojel. Tzij chi ri ub'e'el are uk'oxomaxik rij ri poq'sanem are uk'olem ri junamalil chi kixo'l ri nan kriqitaj pa tz'utal tz'alamal xuquje' ri utz'aqat uk'ulajil, wa' na are ta junelik b'italik on ya'talik. Ri are' kkowinik kutzalk'atij xuquje' kukamulij ronojel. Le ixoq kuwok ri kajulew.

¿Jas uwach ri' ri junamalil, ri kjunamanik? Are ri tiqik chi rij ri ne' on ri kkib'an ri e ne'b' ruk' ri kinan xuquje' ri utz'aqat. Jun chi jastaq k'o uje'lal: ri ne' kub'an jun utzalaj riqoj ib' ruk' ri utikb'alil ixoqal, nan xuquje' ruk' jun tikb'alil achi'al, jachike na k'u ri kb'antajik on kya'tajik, amaq'el are utz. Le taq ajilab'al xuquje' le taq uk'isb'alil pa ri alanem sib'alaj nim upetik. Pacha' k'u ri', ri k'o uje'lal amaq'el krilij, ri uxulanem taq k'axk'olil, ri na iye'tal taj on ri maj upatan: na amaq'el taj keta'maxik jas kb'an pa ri k'aslemal, pacha', we k'i taq k'axk'olil kq'axex pa ri tz'utal tz'alamal xuquje' wa' kuk'am pa jun chi jastaq.

Le ixoq are ktikow ri kajulew, rumal chi kkowin chi rech uwulixik. Ri ne' kkowinik kretzelaj ronojel riqoj ib'. Kub'an k'ax ri ixoqal chi rech on kusach k'u'xaj xuquje' kuya' xib'in ib' chi rech. Ri achi'al na uk'ulaj taj xuquje' ri kiroqoj ib', chi rij kya'taj wi. Waral ri' k'o sib'alaj uk'iyal taq ri k'extajinaq wi le kiriqoj ib' chi rij uq'ijil le tz'utal tz'alamal xuquje' le kiriqoj ib' ri ne' ruk' ri ub'antajik tz'utal tz'alamal: ri nan. Tzij k'ut, chila' taj kk'is wi wa'. Ri ne' kretzelaj jachike riqoj ib' chi kixo'l we e keb' k'a pa utikb'alil, jumul chik, sib'alaj k'i jalatajinaq wi. Ri ne' na kch'ob'i' taj, ri uk'oxomab'al na kk'is ta wi rumal uchomaxik jas kb'an chi rech usuk'mayixik. Ri aninaqil kq'alajinik pacha' uyab' ri nan kuk'ulmaj aretaq kqaj ri ral on aretaq kuq'axej k'axk'olil are chi kkowinb'ex uk'isik ri tz'utal tz'alamal. Xuquje' kb'itajik chi le ne' kuk'oxomaj rij ri k'ax kb'an chi rech ukamisaxik, reta'am chi kk'is ri uk'aslemal.

Ri nimalaj q'oxom kuq'axej ri nan jun chi jastaq sib'alaj nim upatan rumal chi kkowinik kuya' nik'aj chi jastaq ri kub'an k'ax: jun nimalaj yab'ilal on uraxkamikal jun rachalal, jun winaq sib'alaj kuloq'oj. Ri q'oxom xuquje' le utzaqem ri riqoj ib' rech ri ne' ruk' ri ilinem pa tz'utal tz'alamal, pine' sib'alaj k'i taq uwach, kuk'am jun k'amb'ejab'al, chi rech uq'alajisaxik utak'alib'al ri utikik le k'ulajil pa junam b'antajik. Pa we jastaq na xa ta kb'an uwulixik, na are ta retzelaxik ri ne' xuquje' xa ta ne maj ub'antajik on utzaqik ri na kya'taj ta chi rech ri ne'. Ri ixoqal on achi'al raj kchomataj rij pa ri alanem xuquje' q'alajinaq, na rumal ta ri k'aslemal, rumal utojb'alil aretaq maj kya'ow uchoq'ab' k'oxomab'al rumal uxlab' rech ri ne'. Xa ta ne maj rutzwachil, xa jun jastaq ya'tajinaq pa tikitajem.

"Ronojel k'o jun uq'alajisaxik on utzijoxik". Le ixoq kk'extajik aretaq kriqitaj pa ri alanem xuquje', uk'a'tal rumal jun chi rech taq le q'ij-k'u'xal rech le mayab' cholq'ij, kk'oxomataj rij aretaq kuya' ri uchoq'ab' k'o chi upam ruk' uk'iyem ri jun chik. Kqaya' na kan ri tzij "utz chomanik" chila' are chi xaq xew kqachomaj rij taq ri k'olib'ak, na kpaj ta rij.

¿Jas awachik'am?, ¿la atk'astajinaq pa taq ri achik'? ¿la k'o katzijoj wi ri awachik'? kuya'o kakamulij ub'ixik, rumal ri' pa nik'aj chi rech ri k'aslemal kuchokonsab'ej jun chi rech reta'maxik le mayab' cholq'ij, kya'taj pa taq ri achik'anem. Rajawaxik keta'max achik'anem, pacha' nik'aj chik, reta'maxik uk'aslemalxik. Ronojel achik' ya'talik aninaq ksik' rij are tzij ri uq'ijil ke'uriqa pa le qajilab'al chi rij le q'ijsaq. Ronojel q'ij jalajoj wi ri uk'u'xal, rumal ri' rajawaxik ka'ilik jachin kya'ow ri achik' chi uxo'l le kq'alajisan ri uk'u'xal le q'ij. Kb'itajik, xuquje' k'o achik' "maj ruk'a'am", ri achik' maj uch'ob'olik.

Ri ne', na kb'itaj ta ruk' sachem, kk'asleman ruk' achik'anem. Ri uchomaxik wa' are ri petinaq wi ri chomanik, ri ka'ilitajik aretaq kalax jun winaq achik'anem chi tajin kub'ano, xuquje' are chomanik uxlab', uxlab' xuquje' ri uk'a'naq k'uxlaxik rech no'jib'al, uk'a'naq ri na'oj, ri na'b'alil. Tzij wi, we kb'an apan qetem chi wachaj, kb'itajik chi ri qas uk'aslemaxik jun chi b'antajik ri jalan wi rachik'axik on achik'anem, ri jun chi wi uk'aslemaxik. Chi rij k'u we ilb'al, ri e ajq'ijab' kqatzukuj chi rij usolik ri achik', ub'antajik ri ne' ri kuq'alajisaj jas kril chi rech ri nan. Maj jun nan na kq'alajisan taj.

We ka'il ri kpe wi, ksolik, are chi kq'axex ri ruk'a'am, ri uq'ij ralaxik ri nan. K'ate ri' kjunamax ri raqanil taq ri keriqitaj pa taq ri achik' ktzijoxik, xaq jub'iq' on na nim taj, wene xaq

pa taq jub'a' on pa'italik. Ri uchomaxik taq le kuq'alajisaj
ri recheb'em ri nan chi rij taq ri raqanil ka'ilitaj pa ri achik'
xuquje' sib'alaj nim upatan, rumal chi k'o jujun taq mul, le
uk'oxomaxik kel b'i chi rij ri uk'u'xal le mayab' b'antajik.
Pacha' jun jastaq sib'alaj mayib'al, aretaq ri nan jun pa le
b'antajik, eta'mab'al xuquje' waralik kojb'al, wene uterene'm
rajlaxik taq le q'ij. Pacha' we jastaq ri' rumal chi jun b'antajik
pa le tzijonem ruk' le q'ij-k'u'xal, rumal ri' na k'ax ta ri uq'ijil
le mayab' cholq'ij, pa le ukamulixik ktzalij pa taq juwinaq
q'ij on pa taq oxlajuj q'ij, nojimal kuq'alajisaj, pacha' taq ri
kxajtajik, ronojel utz'aqat ri achik'.

Nab'e kanoq xya' nimalaj uq'alajisaxik jujun taq tzij ri
kya'tajik on na kya'taj ta pa k'ulajil, utz'aqat raqanil, junamil
on na junam ta pa ri uk'u'xal uchomanik ri nan, ri maj wi
on elenaq uwi' pa le k'olib'al on ri kaqiq', riqoj ib' on maj
riqoj ib' chi rech rilb'al ri ne'. Are wa' we rajawaxik ka'ilik
aretaq kq'axex taq ri achik'. K'ate ri', pacha' xb'itaj kanoq,
kaslab' ri ne', kuk'ex ri uk'olib'al. kb'irb'ot rutzwachil le
nan, kqajik, kpe rutzirik. Ri ne' kslab'ik aretaq ktzijob'exik
xuquje' kb'ixax rumal ri k'amal b'e ajq'ij. Kutzalijsaj uwach
ri ji'nem kya' chi rech ri nan, kb'an ub'anik are k'u ri ne'
kuyoj ri uk'olib'al on pa utikelam kub'an ub'anik, kutukelaj
aretaq kb'ixatajik. Ri ne' kumajij eta'manik, rumal ri retalil
taq uslab'em kya'tajik aretaq ktzijon ruk' ri nan, ri e mayab'
ajq'ijab' kqak'utunisaj k'u chi uwach le uwachulew ri ke'ulik
xuquje' jas ktzujux chi kech, pacha', loq'ob'al, k'oxomab'al
xuquje' rilik utayik. Choq'abib'al, ki'al xuquje' saqil.

"Xa jun uk'a'naq ronojel". Pa le tz'utal tz'alamal, ri tat on
jun ch'uch'uj raqanil utz'aqat, wene na kk'oji' taj, rumal chi
jun taqanik sib'alaj k'o rutzil we ri are' k'a'n on na ch'ob'ol
taj. Le uk'olem ri tat -on ri uk'exelb'al-, wene kub'an k'ax
on kuya' uk'axal chi rech ri ne' we xa ch'ijtal ri uk'olem.

Nan, japachike ub'antajik, kuna' ri keb' jastaq. Ri retalil ronojel pa jun tz'utal tz'alamal kriqitaj ruk' ri nan rumal chi ri are' amaq'el kriqitaj chila'. Japachin ta ne ri are', jachike ta ne ri kno'jinik xuquje' kutzalijsaj uwach, are' qas retalil. Ri nan kkowinik krilij, kunitz'arisaj on kkowin chi rech unimarisaxik ri qas tzij chi ukowib'al ri chomab'al-no'jib'al xuquje' choq'ab'-utzwachil chi rech jun ne'.

Ri tz'utal tz'alamal na pa utikelam taj kya'tajik. Ri ne' amaq'el kslab' chi upam ronojel raqanil, pacha' jun sik'inik on chi uwach ri rilb'al, kkowinik kuqasaj rib' pa ri utyo'jlab'em, pacha', ri ne' kumajij chomanik. Ri nan kkowin chi rech utzalk'atixik ronojel taq k'axk'olil rech achi'al pa ri tz'utal tz'alamal on ri nan pa utukelam kub'an k'ax chi rech ri ne'. Ri retalil amaq'el ruk' ri nan kariqitaj wi rumal chi are' kya'ow k'aslemal, pacha' ri kuk'a'nik: ri nan tajin krawexaj jun kajulew rumal chi ri are' jun tz'aqatalaj kajulew. Aretaq krawexaj jun kajulew ri are', ronojel ri kpe chi rij ixoqal xuquje' pacha' ri kuk'oxomaj chi rij ri achi'al on ri utz'aqat sib'alaj nim upatan chi rech ri ne'. Ri nan kumajij k'u uya'ik, kraj on kraj taj, keb' nima'q taq jastaq. Jun chi rech taq we jastaq aretaq ri ne' kuna' rajawaxik kuq'axej k'axk'olil, kuna' uk'axal, kuna' pa rokem, retzelaxik rumal ri ixoqal ri tajin kuk'iyisaj, ri ne' krecheb'ej k'u tyo'b'al k'u'xaj. Ri jun chi jastaq aretaq ri ne' na kuna' ta we jastaq. Ri ne', aretaq kuna'o kajawaxik xuquje' kloq'oxik, kya'taj jun loq'ob'al, ri ne' kriqitaj pa loq'oq'o'qexik. Le sib'alaj nim upatan chi rech wa' are ri kya'taj na, aretaq kalaxik, ri taq choq'ab' kuk'a'n ri k'oxomanik-no'jib'al rech ri ne' chi rij ri uk'aslemal k'o chi saqil tikitalik, kruk'a'j b'i ri keb' jastaq na qas ta ch'ob'otalik. Wene kb'an jun suk'alaj riqoj ib' ruk' ri kajulew on q'alajinaq ri etzelanik, xuquje' maj ne ri ajawan ib', maj jun k'olib'al rech k'aslemal. Le nab'e jastaq are ri' ri winaq kuna'o chi ri

rochoch uk'olib'al are ri kajulew. Le ukab' jastaq are ri nan
na kreta'maj ta wi jachike ri uk'olib'al xuquje' uk'oxomaxik
rij we uwachulew. Ri nan kub'an chi qech pacha' we jun on
ri jun k'a pa ri utak'alib'al uk'a'naq.

Jalajoj taq jastaq xuquje' riqonem rech ixoqal ruk' achi'al
kya'taj na pa ri tz'utal tz'alamal, xa k'u jun, ri kya'ow
kowinem, are ri rajawaxik keta'max ruk' loq'ob'al. Ri xaq
kya'taj q'anoq na qas ta ka'ilixik. Jun ne' k'iyem ub'anom chi
upam ri nan tajin kril ronojel ri sutinaq chi rij. Ri' ri ne' tajin
kujek' ronojel ub'antajik taq ri na'b'alil. Ri' ri ub'antajik
nimalaj na'b'alil kjunamataj ruk', jujun taq mul junam wi,
pacha' ri jun, nim chik, krill pa taq ri achik'. Pa jujun taq
achik' jun amaq'el kriqitaj ruk' ri uxlab'. K'o nik'aj chik,
qak'ulmam qonojel, aretaq jun na reta'm taj jachinoq xuquje'
aretaq kk'astajik, "jun" kraj kuriq rib' ruk' ri na rech taj. Ri e
ne'ab' kkik'oxomaj ri ub'antajik ri riqoj ib' chi kixo'l ri ixoqal
xuquje' ri achi'al on ri tz'aqat. Nan, tzij wi, k'o jun nimalaj
urajawaxik rech raqanil taq ri ya'owinaq k'aslemal: wa uk'ya',
na'b'alil, k'olib'al. Jun nab'e nan k'o jun nimalaj umayowem
chi uwach ri nan k'o chi reta'mab'al. Jun nan ri utasom chi
rib' chi rij ri nab'e tat xuquje' k'o jun ukab' ralk'wa'l ruk'
jun chi tat jalan wi ri umayowem on wene junam, rumal
chi sib'alaj nim ri reqa'n, maj ne umayowem. Pacha', sib'alaj
k'i taq ri uk'extajem, jun k'amb'ejab'al: ri ukab' achajilom,
ri ukab' k'ulajil, le urox, japachike, wene xuya' rib' rumal
uq'atik tzij pa uwi' on jun wi xchoman chi rij ri uk'amik b'i
ri ilinem pa ri tz'utal tz'alamal. Ri ne' ronojel kreta'maj.

K'o jun tzaqb'al k'u'xaj chi upam wa' kq'alajisax na pa we
tz'ib': ri ne', pa ronojel uk'oxomab'al uxlab', reta'am chik
jachinoq xuquje' jas ub'antajik uk'aslemal ruk'a'am. Xuquje'
ri ne' k'iyem ub'anom ri ub'aqilal, teren chi rij ri uq'ij ralaxik,

q'ij-k'u'xal Nawal, ri kalax wi na. Je'lik. Utz'ib'axik pa we k'olib'al xa rumal ukamulixik we kpetik: sib'alaj rajawaxik ri nan na kriqitaj ta pa nimalaj mayowem, amaq'el b'a' maj ta ch'aykil xuquje' na kya'taj ta ri tz'utal tz'alamal aretaq ri are' kriqitaj pa uk'axk'olil yab'ilal. We keb' jastaq, kk'oxomataj rij ri b'antajik xuquje' uchoq'ab' ri b'aqilal, wene kq'alajin taj, junelik ksachik xuquje' kchokon ta chi rech ri ne'.

Maj ktasi' kanoq, maj jun b'anoj pacha' ri' ub'antajik. B'im tzijom, waral maj kuya' utz xuquje' kuya' k'ax, maj utz on na utz taj, xaq xew ri b'anoj xuquje' ri ruk'a'am loq. Jun k'amb'ejab'al, na kuya' ta utzwachil chi rech ri ne' we kchomax apan rij ri alanem. Are utz ka'ilix apan rij ri uq'ijil on kchomax ri alanem rech aninaqil, na utz taj kchomax apan rij ri uq'ijil kajawatajik. Ri ne' kkowinik "kk'a'narik" we maj tzijonem xuquje' na kb'ix ta chi rech jas che kb'antaj ri jastaq. Kpa'in k'u ri junamil. Ksachisax ri ne' chi upam ri jastaq kukoj uwi' pa ri utz'utal utz'alamal, na kumaj ta wi chi rech. Aretaq kalaxik, pa ri uk'iyem panoq xuquje' pa ri utijonik kuk'ulmaj na k'axk'olil chi rech uk'oxomaxik ri q'ilb'al on chi uwach le taqanik ri kq'ilonik, are k'u wa', xaq tikb'al rech.

Ri nan on ri tat, japachinoq, tajin kub'an nimalaj riye'xik jun ne' ri jalan wi ub'antajik chi uwach ri k'oxomanik rech uxlab' reta'm chik, we ixoq xuquje' we iye'talik chi achi on we achi xuquje' iye'talik chi ixoq, wene k'i taq uwach, ka'iye'x taq loq'ob'al, ri ne', pa utikb'alil, kuna' chi rib' xuquje' kuna'o aretaq ketzelaxik. Tajin kuna' chi q'oxom rumal ri nimalaj rilb'al xuquje' ri utzalaj rilb'al. Kk'oxoman chi rij ri etzelanik.

Nik'aj chik: pa ri tz'aqatalaj utz'utal utz'alamal we ne' k'o chi q'oxom, xuquje', k'o chi umayoj, jun mayowem sib'alaj k'ax uk'oxomaxik rij. Wa' we ne', kub'an na jun winaq maj riye'b'al, kch'ob'otaj ta wi ri uxib'in ib', jun winaq xaq koyowarik xuquje' jun winaq kuxi'j rib' chi rech ri etzelanik, kretzelaj ronojel ri kqet ruk'. Ri' ri uxlab' "chapatajinaq chik" rumal ri' ri na'b'alil, ri q'ututem. Kamik b'ik, ri winaq, ixoq on achi -on k'a maja' na kq'alajin ri ub'antajik, wene maj we uchak upatan pa le wokaj xuquje' pa ri b'antajik- pa ri uk'olib'al rech ronojel taq q'ij kub'an k'u na b'anoj chi rech ukolotajik rib', chi kech ri tzij chi, na kreta'maj ta wi ri upetik. Qeta'mam k'u pa ri soloj, kjiq'sanik, kk'is b'ik, keta'am chi kkitzukuj loq'ob'al xuquje' ajawanem na rech ta amaq'el, kkitas kib'. Ke'oq'ik, kkriqiqej k'ax, kkiq'at uwach kitzijonem.

CHUPLINEM

•‖

Xutaqej ri wajtij, ri wajq'ij. Ri k'oxomanik rech uxlab' xuyuj rib' ruk' ri kaqiq' pa uk'isb'al ruxlab'al. Xinmayowik xuquje' naj xinb'isonik rumal chi xinkanaj kan ruk' sib'alaj k'otb'al chi'aj xwaj xinb'ano, chila' k'ut, xinkanaj kan ruk' jun q'ututem chi na ke'nk'am ta chi ri e ne'ab'. Ri tzalijsab'al uwach matam xe'ulik, pa ri kaqiq' xuquje' pa ri uxlab'al, xinna'o aretaq xintzukuj ri kik'olib'al ruk' nuloq'ob'al rumal ri eta'mab'al. Matam xsach b'i ri b'is, qas tzij wi, na xintzalij ta chi ruk' ronojel ri kajawataj pa le loq'alaj chak patan rech alanem. Maj chi uk'amik, xaq xew rilik utayik.

Are xintijoj wib' chi rech taq ri ch'awem xuquje' ri loq'olaj taq b'ix. Xinsolij xuquje' xinchakun pa jalajoj taq amaq' jawije' kriqitaj wi kijuyub'al kik'olib'al ri e mayab', pa K'iche', pa Kaqchikel, pa Tzotzil, pa Tenochca rech uk'u'x México. Chila' xinkanaj wi na keb' oxib' q'ij. Jumul chik xink'ex chi na wib', jumul chi k'ut xuquje' na are ta uk'isb'al, chanim weta'm chik. B'elejeb' junab' junelik xinchakunik, q'ij chi q'ij

199

chi upam jun pek tab'al. Ronojel q'ij, tzij. Are xink'amawa'j rajilaxik ri cholb'al q'ij K'iche' rech ojer tzij, xink'isb'ej ruk' uya'ik uchoq'ab', chi uxo'l nima'q taq k'axk'olil chi upam ri tz'inowem, rumal ri je'likalaj k'oxomab'al chi rij ri winaq ri kutzalij ri rawasil ixoqal, ri kril ri ne' kk'oxomanik xuquje' k'o una'b'alil, kchomanik. Ri' ri eta'mab'al uximom jalajoj taq uwach ucholajij ajilanib'al kpe chi rij taq ri jastaq rech kaj xuquje' ri ub'antajik ruk' le Uwachulew, uch'ob'ik ri tz'utal tz'alamal. Patan ruk' patan, ri nutab'al xe'uk'iyisaj na rech uterene'xik uk'a'mal nuchak nupatan kya'taj na. We tz'ib'atal waral, tzij.

Pa keb' oxib' junab', ri tz'inowem xutas ib'. Maj jachin ruk' xintzijob'ej wi we eta'mab'al, xuquje' maj jun xweta'maj uwach pa aninaqil. Xweta'maj taj on xwil taj, na jun ta wi wilik. Jewa' utaqexik.

Pa nik'aj chi junab', pa uk'isb'alil, jun alaxik ajq'ij sib'alaj utz xril ri ub'antajik nuchak nupatan xuquje' rumal ub'e'el uk'a'naq rilik utayik ri tz'utal tz'alamal, no'jib'al, b'anoj xuquje' eta'mab'al. Kq'alajin k'ut, rumal utzijoxik ri are', le uchomaxik ri upetik ri kaxlan chomanik chi rij ub'antajik le waralik kunatajik, pixab' xuquje' ri suk'al. Kqab'ij pa junamam chi kqab'an uk'oxomaxik ronojel wa' xuquje' kqajab'uj on kqak'am ub'e kuk' ri e qawinaq. Kqataqej pa mejwachil xuquje' na kqaq'alajisaj taj. Xaq are xub'ano, xqachomaj, ri q'inomal ruk'a'am xuquje' tzij wi wene k'o kraj kteri' pa jun tzob'aj rech eta'manik.

Na utz ta ri kb'itajik, ri e mayab' qawinaqil na xe'opan taj. Na rech ta ri' qab'antajik, pa uk'isb'alil. Xtijow chi na uq'ijil, tzij. Maj jun jachike na'b'alil xuya' chi qech ruk' ri wachi'l, junam ri taq qab'e xqataqej xuquje' xojetz'an ruk' tze' rumal jun xajtajem xb'antaj pa jun tzijonem, xaq xtz'inowik, jawije' ri na iye'tal taj xpetik.

Chuplinem are jun tzij rech taq we pixab'. Ajilanib'al, nik'okaj, ri rech kaj, rech ulew, nan, tat, ne'. ¡Chuplinem! Ri upetib'al ri nan chi rij ri uch'uch'ujil le uk'oxomab'al chi rij ri eta'mab'al xuquje' le chomanik kub'an ri ne' are ri' ri kub'an na, aretaq kalaxik, wene uya'om chi ri choq'ab' xuquje' ri no'jib'al. Uxlab' pacha' jun chuplinem ri' ub'antajik, jun k'ok'al. Rononjel taq le q'alajisam chi rij le mayab' cholq'ij krilij uya'tajik jun jachike, pacha' ri ktzijonik xuquje' ri ktatab'enik. Ri nan k'o kuq'alajisaj xuquje' krilij ri ruxlab' ri ne' rumal ucholik ri kowinem kub'an na. Ri ne' kkowinik kuchayuj rumal chi oj, ojajq'ijab', kqachokonsab'ej jun jachike ub'antajik ri nim kchokon wi, ri ne' kutzaljisaj uwach. Ojkeb' k'ut kqataqej ri tzijonem, rumal ri utzijob'al rech ub'aqilal xuquje' ri rachik' taq ri nan.

Pa ri tzijonem maj qas xuwachib'ej, chi kixo'l taq ri xesik'ixik xk'oji' jun ajkun. Mayib'al, maj qas ajsaqwachom rech utzwachil kkisol rij le mayab' cholq'ij. Jela', chi wech in k'a chila' xk'oji'wi. Nim rilik utayik aretaq xwil ri sachib'al uk'u'x k'a pa utikb'alil ri pixab' rech tz'utal tz'alamal. K'ate ri' ri are' xub'ij chi maj riye'em xuquje' chi rech ri xb'antajik. Nab'e, aretaq xtzijox taq ri pixab' -rumal utaqexik uk'u'xal we chak patan-, ri e ilonel solinel xaq pa matzalem xek'oji' wi. Xetz'ib'anik, xetatab'enik. Xintzalij in pa ri utak'alib'al taq ri chomanik, xinchayuj rij, xinb'an jun chi rech xuquje' xinq'alajisaj jalajoj taq k'ulmatajem. Sib'alaj k'i, utz kinna' ub'anik.

Xaq k'ate' xuyak uq'ab' ri ajkun, ri maj jun eta'manaq chi ajkun, na xutanab'a ta wi uslab'axik rib'. Tajinik, tajinik na

201

xumaj ta chi kech konojel, na je ta k'u in. Xinq'ati' na jub'iq'
xuquje' xinb'ij chi rech chi kupaj rij ri kuto are chi kqataqej
xuquje' na kqatzaq ta utza'm ri ch'ob'onem.

-"In ajq'aq'achib'al. K'o weta'mab'al chi rij le tajin ktzijoj la".

-"B'ij la ronojel le kaj la, ¡taqej la!", xintz'aqatisaj in, ruk' jun
nimalaj tze'.

Ri are' xq'ati' na, xusu' ri uk'atanal chi rij uwach ruk' jun
su'b'al, sib'alaj naj xriye'ej xuquje' na kumajij ta wi tzijonem.
Tajin kuchomaj taq k'oxomanik.

"Sib'alaj k'i taq ri wachib'al wuk'a'am, wene k'i taq kaq'o'
lajk'al. Xuquje' pacha' ri uq'ab' le ja rech kunanik jawije'
ka'ilix wi taq ri alanem kriqitaj chi unaqaj, wilom sib'alaj
alanem kech ak'alab' jawije' xink'am wi kan taq le wachib'al.
Sib'alaj k'i, tz'aqat k'ut pacha' upajik rij le tajin kb'ij la.

In ajq'aq'achib'al. Kink'amo xuquje' kinsolij rij taq le
wachib'al. Kink'oxomaj ri kb'ij la, chanim ksaqir jun jastaq
chi nuwach na nutz'ib'am ta wi kanoq, kpe k'u keb' jastaq
pa ri nuchomanik. Wene k'o na sib'alaj uk'iyal na kinka'y ta
k'u kan chi wij, kinq'a'b'a ri k'u'x la are chi kintz'ib'aj xuquje'
kinnimaj ri kxajtaj na panoq. Kinya' ri qas ub'e'el chech la,
we kaj la.

Pa le nab'e jastaq, aretaq kqak'am taq le wachib'al pa jalajoj
taq q'ij, ri ne' na kuk'ex ta wi ri uk'olib'al. Na kuya' ta rib'
pa ilik la ixoq on achi. Na xuya' ta wi rib', na xraj taj, rumal
ri' na xb'an ta wi. Xk'ex ri cholchak xuquje' na xkowinb'ex
ta wi, jumul chik. Jela' k'ut xub'an ri nuchak. Q'axinaq chi
keb' oxib' taq wuqq'ij, pa jun chaq'ab'il rech aninaqil xta

chi wech la kinkowinik kintob'an chi rech rilik utayik jun
alanem ri aninaq rij. Aninaq xink'oxomaj uwach ri nan.
Sib'alaj pa k'axk'olil petinaq wi, sib'alaj kmayowik. Na
ya'tajinaq ta wa', tzij wi. Ri na ya'tajinaq ta wi are ri uno'jib'al
ri rachajil on ri teren chi rij, pacha' rachajil ka'ilitajik. Ri are'
sib'alaj kmayowik, ri upalaj rech k'a'nal, xaq tajinik ksach
uk'u'x xuquje' koyowarik.

Na are ta wa' qapixab' kqilij. Tajin kinwilo chi ojjalajoj wi, ri
ixmayab' ajkunab' xuquje' ri oj. Oj na qeta'am ta ronojel "ri'
taq" kk'utun q'anoq. Uk'olib'al b'aq, kaxlanq'aq', ukuchi'l ri
ajkun xuquje' xtzir ri'!

Are taq xalax ri ne' konojel xe'oq'ik, are k'u ri tat xel b'i ruk'
sib'alaj k'a'nal. Na tajin ta koq' ruk' ki'kotemal. K'ax kina'om:
rumal chi kiye'em jun ala. Chanim k'ut xink'oxomaj, ri ne'
ali na xuya' ta rib' rumal uk'amik ri uwachib'al, xrowaj ri
ub'antajik, xusilkopila rib', xuk'ol rib' on xuch'uq rib' ruk' ri
raqan on uq'ab'. Pacha' reta'am ri ub'antajik. Chanim k'ut,
kub'an jun ri nuchomanik uk' la. Tzij, xuquje' kinb'an jun
uk' la, reta'am rumal uk'oxomab'al uxlab', chi ketzelax na. Ri
alanem sib'alaj ruk' uk'axal xya'taj wi, ruk' q'oxom chi rech ri
ne' xuquje' ri nan. Rech mayoj. Na kinchomaj ta rij, tzij wi
chi q'ututem kuya' chi rech jun, we k'a pa ri tz'utal tz'alamal
keta'maxik chi jun na kajawax taj.

Ri ukab' jastaq junam ruk', xaq xew uk'exb'em wi chi ri ne'
chil'a, xch'uq rumal ri uchi': rumal chi pa'inaq ri uchi'. K'o
uk'axal ri alanem, na qas ta xpajanik. Sib'alaj k'ax rilik aretaq
xwil kipalaj ri unan xuquje' ri utat".

UTZ'UTAL UTZ'ALAMAL JUN KAJULEW NAWAL

:||

Are taq kuriq ralaxib'al ri winaq, pa ri nab'e uxlab', jun ujab'unem ri choq'ab' pacha' uwakaj pa uxulanem xuquje' jun ujab'unem ri choq'ab' rech uwa'lijem uwachulew, kkipach'uj kib' rumal uyujik kib' rech uwokik jun k'ak' b'antajik xuquje' na pacha' ta ri kpe wi. Oj, ojk'amal b'e ajq'ijab', kqab'ij Nawal chi rech.

Je k'u ri', rumal ri nab'e uxlab', we k'ak' jastaq on b'antajik kumajij uq'alajisaxik rib'. We b'antajik jun k'ak' no'jib'al wokotalik, pacha', jun no'jib'al b'antal rumal sib'alaj chomab'al. Kya'taj chi kijujunal, rumal uchomaxik xuquje' kimulixik taq ri choq'ab' kriqitaj pa le q'ij alaxik. Pa ri kaqiq', pa uk'olib'al ri tikb'al, pa usuk'al ri chak patan rech ajilanib'al chi kixo'l ri keriqitaj pa le kaj xuquje' pa uslab'em le Uwachulew, we taq choq'ab' na owatal taj xuquje' na

pacha' ta ri' rilik kb'anik. Le winaq jun raqanil uwachulew
xuquje' jeri', aretaq kalax pa jun q'ij-k'u'xal q'alajinaq k'ut,
kujek'ek'ej uchuplinem uchoq'ab' ri uwachulew sutinaq rij
uwach. Xuquje' kujek' ri uch'ob'olik.

Nawal, pacha' jun tiqom chomanik, k'o ub'e'el ucholaj. Pa le
qatzijob'al kqab'ij Ch'ob'oj chi rech ri' ri chomatalik, ch'ob'oj
are kub'ij "tzob'aj". Nawal are jun tzob'aj rech taq choq'ab'
ri kojwokowik, kkiya' ch'ob'olik xuquje' ri b'e. We tzob'aj
are jumulaj ri k'o jun raqanil kk'amow ub'e, kqab'ij nawal
K'amal B'e chi rech. Nawal K'amal B'e are ri kya'ow ub'i' ri
qaq'ij qalaxik. Nawal K'amal B'e xuquje' uk'a'tal rumal keb'
jalajoj taq nawalib', jun rech ajilanem xuquje' jun rech b'i'aj.
Jun B'atz', Keb' B'e, Oxib' K'extajem, nik'aj chik. We keb'
jastaq e'are' uk'u'xal ri no'jib'al, uk'u'xal k'o kek'oxoman
aq'an chi kij. Nawal K'amal B'e, nawal kk'amow b'e, are
kk'amow kib'e sib'alaj nik'aj chi k'u'xal rech no'jib'al, q'ij-
k'u'xal, chi kij nik'aj chi nawalib' qas qech.

Ri chomatalik na qas ta kk'oxomatajik, ri uje'lal kuq'axej kan
ronojel uk'axal aretaq ktaqex uk'oxomaxik. K'o jun ajilanib'al
ka'ilow taq ri slab'em xuquje' kuwok uq'ijil taq le b'anoj pa
ronojel uk'u'xal no'jib'al on ronojel uk'u'xal k'oxomab'al.
Pacha' jub'iq' utzijoxik, le ucholajil jun nawal chi upam
le tzob'aj, kuq'alajisaj taq jastaq ri ch'ob'otal pa le ub'anoj
jun winaq. Jun nawal kuq'alajisaj utak'alib'al taq choq'ab',
uchomaxik. Jun chi nawal kuq'alajisaj ri kno'jikik xuquje'
jas ub'antajik ri no'jib'al aretaq kuq'alajisaj rib' chi kiwach
sib'alaj winaq on pa tukelam. Jun chi nawal kuq'alajisaj ri
tzurunik, ri kb'anow chi rech jun winaq aretaq krilij xuquje'
kusol rij jun jachike. Jun chi nawal kuya' uch'ob'ik jalajoj
taq uk'extajem ri no'jib'al, rech upetik on uch'uch'ujil taq
ri chomanik. Sib'alaj nim uje'lal, kinkowinik kinq'alajisaj,

k'o jun nawal aretaq kriqitaj pa b'anoj kub'an jun ruk' le
nawal K'amal B'e, kuq'alajisaj jas kb'an chi rech utzukuxik
ri k'ulajil, ri b'anoj chi kixo'l ri e'are', ri k'iyem on ri uk'isik,
ri ch'o'jinik rumal ri taqanik kya'taj chi kixo'l. Ri' ri nawal
kuq'alajisaj na jawije' k'o wi "ri k'atik" rumal upajik rij ri
chomanik xuquje' kuya' uch'ob'ik ri ujunab'il, ub'antajik on
kriqitaj wi ri eqelenik ri kpe wi ri riqoj ib' on le jachanik pa
aninaqil on k'a matam.

Nawal are k'ut, jun tzob'aj, jumulaj jastaq ri k'o kik'oxomab'al.
We kb'an tzijonem, na rajawaxik taj kk'iyarisaxik on ka'il ri
uk'extajem taq le nawal pa kijujunal rumal ri kicholajil chi
upam ri tzob'aj. Rumal uchokonsab'exik ri k'oxomanik pa
junamam, ri ojmayab', amaq'el kqato: "¿jachike ri anawal?"
Le tzalijsab'al uwach are q'ij alaxik chi upam le cholq'ij. Wa'
we tzalijsab'al wachaj, ruk' ronojel le kya' uch'ob'ik xuquje'
kuya' ub'aqil ronojel we chak patan. Ri' ri tzajilsab'al wachaj
kojuya pa ri utikitajem le tz'aqatalaj k'oxomab'al rech
kajulew rumal ri winaq. Na nim ta upetik, ktzlij pa sib'alaj
riqonem.

Nawal junam ruk' uchokonsab'exik jun ojer tzij. Uk'ilal
uch'umilal uwach uq'ij, xecha' ri e qati't qamam. "le sib'alaj
uk'u'xal taq le ch'umil, ri iye'talik, ri ukotz'i'jal uq'ij".
Ch'umil are ch'umilal, Ch'umilal kojutiq ruk' ri sutinaq qij
qawach. K'ilal kuch'ob' ri maj uk'isik. Jun jastaq, q'alajinaq,
nim ta ub'antajik.

Nojimal kojb'e chi rech ri K'iche' na'oj rech usolik reta'mab'al
ri winaq, rech k'oxomab'al. Uxlab', k'oxomab'al ch'uqutalik,
kriqitaj keb' raqanil, na'oj, na'b'alil xuquje' uja'xik taq ri
kriqitajik, k'uxlaxik, chomanik xuquje' no'jib'al. Nawal,
pacha' tzob'aj, maj jun uk'oxomab'al ri xa jun ub'anom.

Jun tzob'aj sib'alaj nim ub'antajik rumal uk'exik taq le ilb'al jawije' ri b'anoj pa kijujunal ri raqanil k'o na'oj xuquje' k'uxlaxik, pacha', Nawal, qik'ilal qach'umilal, jun jastaq xuquje' jun q'ijolal b'antal rumal sib'alaj k'oxomab'al, rech chi saqil rumal uk'amik.

Ri' ri chomab'al on no'jib'al rech nawalil, taq nawalib', k'u'xal-q'ij ri ojuk'a'naq, na amaq'el taj kuk'aq rij jun ilb'al on na amaq'el taj, rumal jun chapik on na'b'alil xuquje' jun jastaq ri jalan wi uchomanik, keb'enilob' k'u ruk' aninaqil rumal ri kajawatajik. Jun chi utzijoxik, are ri k'axk'olil rech na'b'alil kqak'ulmaj, na jachike ta uwach jastaq on pacha' sib'alaj no'jib'al rech nawalil, ri kkik'ulajij kib' rumal uchomaxik. Pa taq we q'ijsaq nojinaq chi rech taq chomanik maj kupatanij chi rech ri qab'antajik xuquje' na kusaqirisaj ta chi qawach jas che ri kqab'ano are qab'antajik xuquje' aretaq maj le jun na'oj rech usolik reta'mab'al ri winaq, ri qas usaqil uwokik ri no'jib'al chi jujunal, amaq'el kojjeq' chi upam taq ri choq'ab' on ri chomanik rech q'oxom ri kqab'an qech chi rech on qeta'mam, xuquje' ri wokotalik. Na xew ta wa', qakojom chi qeta'mam ruk' ri qanimanem xuquje' qachayum rij, wa' na je ta ri'! ¡Kusach qak'u'x we q'alajisam!

Jun ilb'al. Na qachomam ta rij uq'atik ri chomanik. Eta'mab'al, na'tajisab'al rech taq eta'mab'al, ukamulixik, uk'oxomaxik, umulixik, uchayik on nik'aj chi jastaq maj relik chi rech ri no'jib'al, na e jun ta chi upam wa'. ¡Jun chi b'italik kusach k'u'xaj.

Nawal, qik'ilal qach'umilal, qaq'ij qalaxik, wokotal rumal sib'alaj nawalib'. Chi kijujunal wiqb'al taq nawal ruk'a'am keb' utza'm, jun nawal rech ajilab'al xuquje' jun nawal rech b'i'aj. Le nawalib' rech ajilab'al ruk'a'm rib' ruk' le ja', ri na kb'irb'ot taj, ri utak'alib'al tyo'jlab'em, ri rutzirik jun japachike. Ri tikarib'al. Ri kib'i' taq nawalib' ruk'a'm rib' ruk' ri q'aq', ri tyo'jlab'em xuquje' ri uk'iyem taq ri b'anoj kya'tajik, ri uno'jib'al jun japachike. Ri tz'utal tz'alamal. We ta kqatzukuj ri qab'antajik, uwokik ri qas oj, chi upam we je'lik taq b'ix, ri nab'e ktzukuxik are le nawal K'amal B'e, nawal kk'amow b'e. Qaq'ij qalaxik. K'ilal Ch'umilal. Waral k'ut ktaqex b'i ri kpetik.

Kinq'alajisaj chi na jumul rumal utz'aqatisaxik k'ak' taq chomanik xuquje' are chi kinkem chi na apanoq. Uxlab' are jun k'oxomanik ch'uqutalik, mulim. Kuwok rib' rumal utoq'ob' choq'ab' ri kik'aslemal rech ri nan xuquje' ri tat, are taq kya'taj ri tikarib'al xuquje' le utzalaj tiko'nijik. Are jun uxlab' on chuplinem. Uxlab' uk'a'tal rumal ri k'oxomanik xuquje' ri chomanik. Are qas kk'amow ub'e rilb'al ri ne' k'a pa ri tz'utal tz'alamal xuquje' pa ri uk'isik. Xuquje' ri uxlab' k'a pa ri kamikal kutanab'a wi slab'em.

Nawal are jun k'oxomanik k'o chi saqil, wokotalik. Kuwok rib' rumal utzoqopib'al ri choq'ab' on ri uxlab' rech kaj xuquje' ri uxlab' rech uwachulew, kya'taj pa ri nab'e jek'b'al ruxlab' jun winaq. Are jun jek'ik' uxlab' on kch'aqi'k. Ri nawal k'o jastaq uk'a'naq chomatalik, rech k'oxomanem xuquje' chomanem. Are kk'amow ub'e ri rutzirsanem xuquje ri uk'iyem jun winaq k'a pa ralaxik ke'uk'isa kan pa ri ukamikal.

Uxlab'-Nawal are ri keb' tzij kch'ob'owik chi ri wa'lijsanem chi rij ri tijonem chi kech le ajq'ijab' ri nim keta'mab'al chi rij ri k'oxomanem xuquje' usolik ri ub'e ujok jun winaq. Pacha' xinb'ij kanoq, pa taq we tijonem na ka'ilitaj taj ri uriqonem ri chomab'al, ri k'aslik chomab'al rumal ri eta'manik, na rumal ta ri kowinem on ri eta'matal pa taq tijonem. Kpaj rij, ri sib'alaj nim, ri ub'antajik taq ri kxajtajik pacha' ri tyo'jlab'em xuquje' ri b'anoj eta'matal ruk' sib'alaj cholchak rech ub'antajik ri tz'utal tz'alamal, ri nan chi rij ri ne', pa ri utikb'alil.

Uxlab xuquje' Nawal jujun taq mul xilixik xuquje' xk'oxomax rij chi e uxlab'al, jun pa ri uk'u'xal, jun chi saqil. Na je ta chi ri', pacha' nuya'om kan uq'alajisaxik. Kamik are utz kk'oxomax rij pa ri utzij xuquje' ktzukux jun retz'ab'exik ruk' le kaxlan no'jib'al rech we q'ijsaq. Uxlab' xuquje' Nawal, keb' jastaq jalajoj wi uk'oxomaxik aretaq kya'taj ri alanem xuquje' majo'qa kxajtajik, kya'taj jun urox k'oxomab'al: ri chomab'al. We oxib' uwach k'oxomab'al jalajoj ruk'a'am, na junam ta uk'olik taq ri chomanik xuquje' ukojik retal taq ri kq'alajisaxik. Junam ruk', oxib' uwach ri tzalijsab'al wachaj. Aretaq ktzukux ri kiq'ijolal, aretaq kuchomaj aq'an jun ¿jachin in?, rajawaxik ka'il ri wiqowinaq we oxib' jastaq xuquje' ri upatan pacha' jun cholchak, pa tz'aqat uchomaxik, kk'am ri ruk'a'am loq.

Na sachib'al ta chi utayik aretaq kaq'alajisaxik chi ri ne' k'o jun uk'oxomab'al xuquje' ri e ajq'ijab' kqab'ij uxlab' chi rech. Xuquje' na k'ax ta chi uk'oxomaxik chi ri ne', aretaq kka'yik, kreta'maj xuquje' kkowinik kutzalijsaj uwach, kreta'maj xuquje' kresaj b'ik. Kachik'anik, ktzijonik. Ruk' utz taq tzij, nawal on ri jumulaj nawalib', nab'e kya'tajik, ronojel taq raqanil wokowinaq, ri kuk'a'm ronojel, ri raqanil tz'utal tz'alamal. Are ri Nawal kya'ow ri "q'aq'achib'al" rech ri tikarib'al-tz'utal tz'alamal chi qech xuquje' kuq'alajisaj ri tzalijsab'al wachaj tikitajinaq, ri na xa ta kojom retal rumal ri eta'mab'al, ri kuya' ri winaq chi uwach jachike ky'ataj q'anoq aretaq xajtajinaq chi ri ralanem.

Are ri' ri uxlab', pacha' eta'mab'al xuquje' k'oxomab'al xna'tajik on xetzelaxik, kuriq na ri tz'aqatalaj k'amawanik ruk' jun chi kech taq ri nawalib' ri uk'anaq' ri tzob'aj rech nawal. Jun k'amb'ejab'al, aretaq ri nan kuna' nima'q taq sachem ri k'o kril chi rech ri utikarib'al ri ne', sachem on kk'oxomataj ta rij rumal ri loq'ob'al chi rij ri uk'ulajil aretaq kkeqelej kib', rumal ri' jun raqanil ri tzob'aj nawalib', ri rajlab'alil ri nawal K'amal B'e, nawal k'amal b'e, kuq'alajisaj na wa'. Na k'ax taj, are ri nawal ajilab'al waqib'. Wa' we nawal ajilab'al kuq'alajisaj ri unimal xuquje' ri kxajtajik jawije' k'ax opanem chi upam ri uchomaxik. Pacha', kuq'alajisaj ri b'anoj na kch'ob'i' ta wi xuquje' ri na kb'in ta wi. Xuquje' ri kchomaxik, ri ka'ilitajik, na kq'alajin ta wi ri uqajik. Tzij, we xk'oji' na ri nan pa sachem, ri winaq xruk'a'aj, na kch'ob'i taj xuquje' nimalaj xib'in ib' kruk'a'aj.

¿Jawi' relik wi ri' ri waqib', ri nawal ajilab'al waqib'? Rumal uriqik kib' taq ri cholq'ij. Pacha' ri cholq'ij rech amaq'el (kaxlan cholq'ij), pa ronojel q'ij ya'talik, ktzukuxik jas kb'an chi rech uk'exik rumal nik'aj taq eta'mab'al rech ajilab'al are chi kriq ri ujunamil pa le mayab' cholq'ij. Ri kik'exb'em wi kib' taq le cholq'ij are ri utikb'alil b'antalik. We chak patan na rech ta usolik rij ri na qech taj, xaq xew utz'aqatisaxik rumal le xb'itaj kanoq, le qech oj jun cholq'ij jawije' ronojel q'ij are jun q'ij-k'u'xal ri k'o ub'e'el ucholaj. Ub'antajik q'ij on nawal. Ri ojajq'ijab' kqachokosab'ej ri junamil rech K'iche' ojer tzij. Are ri' kinchokonsab'ej in xuquje' xaq xew ri' kjunamataj ruk' taq ri wachib'al juch'utal kanoq pa ronojel we chak patan. Kuq'alajisaj chi wech ri xajtajinaq ojer q'ijsaq xuquje' ri ne' k'a maja' na kk'oji'k.

K'a pa taq we q'ij sib'alaj e k'i ri winaq e wilom e nutom. Xintz'ib'aj xuquje' xinb'an k'otb'al taq chi'aj pa jalajoj taq

chak patan rech uchajixik. Xincha' jun ri sib'alaj eta'matalik.
Ri uk'ulajil ri nan, are ri achi'al poq'sanel, jalan wi, rumal ri
uno'jib'al xuquje' ri ub'anoj, maj k'u upatan pa ri riqonem.
Na are ta ri tat sachinaq, na are ta ri kraj kub'an k'ax, are ri
tat maj uchak upatan on ri na kuk'utunisaj ta wi ronojel ri
uloq'ob'al chi kech ri e kab'ichal nan-ne'. K'i taq ri kya'tajik
xuquje' jalajoj wi uya'ik kb'antaj rumal taq wachib'al ktikitaj
b'i waral. Jun k'amb'ejab'al, aretaq ri tat sib'alaj yowab' pa
ri tz'utal tz'alamal on aretaq kq'axex wa', jun tat ri sib'alaj
nim uloq'ob'al rajawaxik are nab'e ka'ilixik. Rumal ri' ri
nan pa utukelam kusuk'mayij ronojel uq'ijil ri utz'utal
utz'alamal. Pa utzilal suk'mayitalik k'a pa uk'oxomaxik ri
tz'aqat k'olib'al usutim rij uwach, pacha' ri uchak upatan
rech uya'ik k'aslemal xuquje' rech jun ja winaq on tzob'aj,
pacha' ne chi rech ri xa kub'an k'ax, are k'u wa', ri rech me'r
korti'l xuquje' ri retal kkowinik kuya'o. Jun chi k'amb'ejab'al
kjunamataj ruk', pacha' ri tat ri sib'alaj nim ujunab'il chi
uwach ri uk'ulajil, jun tat ri e k'olinaq chi e ralk'wa'l, jun
wi ub'antajik xuquje' jalan wi ri uno'jib'al rumal chi na kqet
ta chi ruk' ri tz'utal tz'alamal rumal ri reta'mab'al chi rij.
Are k'u ri ixoq krilo jas kub'an chi rech uchomaxik ruk'
nimalaj umayowem, xaq jeri' kub'ano xuquje' ri une' k'a
pa ri ralanem. Are chi na kb'an ta uk'axal chi rech xuquje'
na knimataj ta ri uq'alajisaxik, qab'ij k'ut chi are ri' kkilo
kkichomaj pa kijujunal chi rij ri tz'utal tz'alamal rumal ri
uxo'l kijunab'il. Chi upam we k'amb'ejab'al, na junam ta
ka'lal b'enaq xuquje' ri nan na qas ta kumaj ri uno'jib'al ri
rachajil chi rech, rumal ri', kuchomaj chi naj kriqitaj wi chi
rech. Na kwaj taj kintz'aqatisaj nik'aj taq k'extajem, nub'im
chi kanoq, ri jub'iq' ucholajil rech utak'alib'al eta'mab'al, are
oxlajk'al pixab' rech tz'utal tz'alamal. Ri jub'iq' uk'exb'em
wi rib' ronojel kuslab'aj xuquje' kqak'is chi upam sib'alaj k'i
uwach rech tz'utal tz'alamal kya'tajik.

Chanim, ktzalijik. Uxlab', uchomab'al ri ne', kuriq rib' ruk'
ri nan rumal nimalaj choq'ab', amaq'el kuna' ri mayowem.
Kub'an k'u jun na'oj sib'alaj kk'ask'atik, sib'alaj k'i una'ba'l.
Ri ne' kreta'maj k'ut, nik'aj taq mayowem, tukelam chi
umpam una'b'alil ri are', amaq'el kmayi'janik. Wene kub'ana
wi na, na ronojel ta k'u ri kuya' a'lal chi rij, kuna' ri nan
aretaq na kchajix taj xuquje' reta'am, rumal ronojel ri utzalaj
kitzijonem ruk', ri tat, rech achi'al ri rajawaxik kuya'o, na
tajin ta k'u kuya'o. Ri rech achi'al na rech taj xuquje' xaq
t'aja'j, chila' k'ut k'o wi. Na kukoj ta k'ax -sib'alaj nim upatan
wa'-, na rech ta sachib'al k'u'xaj ri kuk'is taq ri tzaqem on
k'wa' rech taq una'b'alil ri nan pa matzalem. Waral k'ut kwaj
kintz'aqatisaj chi na jun: na junam taj we ala on ali ri ne', we
e yo'xab' xuquje' jun jachike riqonem kya'tajik. Ri e ne'ab'
keta'am ri kib'antajik. Matam panoq, wa' kuch'ob' na rij
ri uk'exb'em wi rib' le riqoj ib' chi kixo'l ri juk'ulaj nik'aj
winaqib' junam kiq'ij kalaxik.

Pa le nawalil ch'ob'oj, pa le tzob'aj nawal, chi upam le
q'ij alaxik kajilax ruk' ujunamil K'iche', k'o jun nawal
kq'alajisanik, rumal ub'antajik reta'maxik ri tz'utal tz'alamal
ri k'o uriqom rib' ruk' taq nawalib' rech taq b'i'aj, jachike
ronojel ri retal xuya' kan chi rech ruxlab' ri ne'. Jeri' pa
ronojel taq jastaq xuquje' jeri' chi qech qonojel oj.

We ta k'o chi jun uq'alajisaxik ri tzob'aj nawalil, pacha'
jun k'oxomab'al ri q'alajinaq e k'i e wokowinaq, pacha' jun
tzob'aj, kinkanaj k'u kan ruk'. Ri utikik, ri reta'maxik, jun
jastaq ri kkowinb'ex chi na usik'ixik rumal chi tz'aqat aretaq
ksuk'mayix ri ub'antajik ri tz'utal tz'alamal, ri tzalijsab'al
uwach rech uya'ik choq'ab' xuquje' no'jib'al, rech ronojel
winaq. Q'alajinaq k'ut chi in utz kwil we tzij, we eta'mab'al
xuquje' uchomaxik ri na'b'alil, kojb'al ri owatal pa ri uwokik.

Amaq'el k'o jun ajilanib'al sib'alaj nim uchoq'ab' xuquje' jun eta'mab'al rech wachkaj sib'alaj nim upatan rajawaxik kchomax rij.

Qonojel ojral jun nan xuquje' ojralk'wa'l jun k'aslik tat, chila' ri Uxlab', chomab'al ch'uqutalik. Qonojel ojralk'wa'l Kaj xuquje' Ulew, chila' k'ur ri Nawal, chomab'al chi saqil. Uxlab'-Nawal, are nab'e juk'ulaj ri kq'alajin na, pa utikb'alil, chi rech ronojel ri kraj kumin rib' chi upam ri Cholq'ij.

Kintzalij pa ri k'amb'ejab'al xuquje' kinya' jub'iq' uch'ob'ik ri rilik utayik. Ri nawal rech tzob'aj ri kuq'alajisaj we jastaq rech jun tat ri kriqitajik xuquje' maj qas kupatanij, maj nimalaj uchoq'ab' uqetem ruk' ri nan, are k'u q'ij-k'u'xal Ija'. Nawal Q'anil pa K'iche' tzijob'al. Nawal Ija' kuq'alajisaj ronojel ri k'o ukowinem kk'ask'atik rumal kkotz'i'janik. Pacha' le uxlanem k'a pa ri b'anoj, nimarem xuquje' tz'aqat k'iyem. Ri b'antajik amaq'el k'olik. Le ija', pacha' uwachib'al le uwachulew, na rajawaxik taj kkotz'i'janik, are rajawaxik jalajoj taq utz'aqat ri utak'alib'al rech usi'janem xuquje' uk'iyem na panoq. Nawal Ija' kuq'alijisaj jalajoj taq k'extajem ya'tajinaq rumal le ilb'al rech uk'iyem jun q'ayes. Na tz'aqat taj, tz'aqat-pajtalik xuquje' elenaq uwi'. Kojtzijon chi rij le ja'. Le ja' tzaqom loq, aretaq na nim taj, na kk'iy ta wi, kub'an k'u na, kchaqij jun q'ayes, we pajtalik kuk'iyisaj xuquje' kuchomarisaj, k'u'xal, tz'aqatisab'al; we elenaq uwi' kuq'ayisaj. Nawal Ija', are k'ut, japawije' kb'itaj wi: na ktuxan taj, na kkotz'i'jan taj on kq'ayik. We tz'aqat ronojel, ksi'janik. Nawal Ija', chi upam uchayik taq ri choq'ab' xuquje' ri uk'a'naq ri nawalil, are ixoqal, pacha', ri kk'amowik xuquje' jaqtalik, ri kk'amowik xuquje' jaqtalik are chi kchakun na, na kmatzi' ta wi xuquje' kchayunik, are kyojow ronojel taq le raqanil rech ukowil, are k'u wa', kmulinik xuquje' kyao'w ruk' sak'ajil. Le ija' na xaq

ta kutukelaj, maj jachike pa ri utikb'alil. Xaq xew chi upam
wa', sib'alaj q'alajinaq.

Nawal Q'anil, nawal Ija', jun chi rech le juwinaq nawalib'
rech b'i'aj ri kkiq'alajisaj taq ri k'olib'al chi qech, rumal
utiqik ri ixoqal ruk' ri achi'al aretaq kya'taj ri tikarib'al,
xuquje' ri rech ixoqal ruk' ri utz'aqat on relem b'i ri utz'aqat
aretaq kya'taj ri nimalaj tiko'nijik, ri tz'utal tz'alamal. Nawal
Ija' jun chi rech le juwinaq nawalib' ri kk'oxomataj rumal ri
slab'em, pacha' uterene'xik ri k'amb'ejab'al rech q'aq' kya'taj
rumal uq'alajisaxik ri kya'ow uchoq'ab', kuq'alajisaj jalajoj
taq b'anoj on no'jib'al. Na kwechi'n taj on kq'ayik. Ri tz'aqat
si'janaq, kuya' k'ak' taq ija'.

Ri ub'e'el ucholajil ri tz'utal tz'alamal kk'oxomax rij rumal
ri ub'i' taq nawalib' xuquje' kkich'ik jun chomanik rech
suk'alaj uq'alajisaxik: chi rech le ixoq y'atal wi retalil ri tz'utal
tz'alamal. Xaq xew chi rech rilik ri ukowinem ri ixoqal
xuquje' ri achi'al kojkowinik kqesaj ri suk'alaj uk'isb'alil
qatzij. Ri tikarib'al, ri utob'anik ri achi'al na nimalaj q'ij
taj kraj, ri xajtajem k'aslik na janipa' ta ub'antajik. Ri uwa'l
achi xaq jub'iq' kya'tajik na junam ta ruk' ri uchak upatan
ixoqal. Wa', taq ik'. Amaq'el b'elejeb' ik' chi upam ri kaxlan
cholq'ij on juwinaq raqan oxlajuj -oxlajuj q'ij suk'mayital
chi upam ri mayab' rech ojer tzij-. Jeri' ri ixoq, kuwoko
xuquje' kutiko, kuwa'lijisaj. B'it, jub'a' tzij ri kuq'alajisaj pa
K'iche' mayab', ri chak patan rech uya'ik uwachib'al aretaq
kchap le ulew, kya' salot ruk', kya' ja' xuquje' kchaqijisaxik
are chi kwok jun porom xan. Tz'aq, kwok rumal taq jub'a'
xuquje' kwa'lijisaxik. Ri ixoq kub'an jun kajulew, rumal chi
are' jun kajulew wokotalik. Ri eta'mab'al xuquje' ri mayab'
chomab'al ri kkisol rij ri poq'sanem kik'aqom rij chi ri ixoqal
k'o rawasil xuquje' nim ub'antajik. Chi upam taq ri ub'anoj

ri nan kriqitaj ri ilb'al rech k'aslemal xuquje' no'jib'al ri
kwokow na ri uk'iyem le jalajoj taq uwach ri k'oxomab'al ri
kpatanin chi rech rilik utayik we kajulew xuquje' kqaya' na
uq'ij ri rilik xuquje' uk'oxomaxik.

Uk'isb'alil uq'at ri k'amb'ejab'al. Ri ixoqib' xuquje' ri
achijab' e alaxinaq pa le q'ij rech k'u'xal Q'anil, le nawal
Ija', e winaq kek'ask'atik, kkitzukuj jawije' kkitzuq wi kib'
xuquje' kkicha' ri qas kpatanin chi kech. Kkiya' ronojel
kimaltyoxib'al. Ri unawal ixoqal kuya' k'ask'atem chi kech
xuquje' kkik'am ruk' nima'q taq eta'mab'al, jujun taq mul
ketzaq pa uwi' ri kino'jib'al. Pacha' ri ija' kajawataj ri ja' chi
rech, ri e alaxinaq chi uwach Q'anil kkitzukuj ruk' choq'ab'
jun tz'aqatalaj k'ulajil. Junam ruk' ri ija' kutzukuj ri ja' are
k'u ri ja' na amaq'el taj ch'ajch'oj, ronojel ri krerej ri uk'ulaj,
are kya'ow na ri uwa'lijem. Ri e'are' e petinaq rumal jun
xib'in ib' kik'aslemam pa ri tz'utal tz'alamal xuquje' kixajom
rumal ri uxlab', aretaq maj ri tat on utz'aqat ri ixoq, ktikitaj
chi na pacha' jun nimalaj loq'ob'al chi kech ri e winaq nim
kipatan xuquje' nim kib'antajik chi kiwach. Ri' ri loq'ob'al
kkowinik kupetisaj taq k'axk'olil chi kech rumal chi na are
ta ri a'lal, b'antajik on choq'ab', amaq'el k'ut keqet kuk' e
winaq ri sib'alaj k'ax keno'jinik. Tzij wi, na ronojel taj, are
k'u ri nimalaj k'amawa'n ib'.

Ri winaq rech nawal Q'anil, na k'ax ta rokem chi upam taq
ri mayowem xuquje' ri tukinem. Tajin kkilij on kkesaj uwach
taq upetik ri tz'utal tz'alamal. Le uwachulew "xalax" ruk' ri
sachem. Rumal ri' q'alajinaq xuquje' k'utunaq ri kino'jib'al
rech uya'ik. Kechakunik are chi kkiya'o. Kkib'an k'olib'al,
nojinaq ri kik'olib'al, chi rech ronojel taq uwach, jujun
chi rech taq ri wachib'al on uka'yib'al. Kkichajij kib', xaq
kkinimaj, kenab'ej apan chi rech rilik utayik jun japachike

k'axk'olil ri kya'taj pa ri cholchak. Kkiya' kiq'ij, ketob'anik, kesipanik on kkiya' chi rech pa taq ri q'ab'aj nojinaq. Ri ub'antajik ri no'jib'al are uwachib'al ri k'aslemam na tz'aqat ta chi rumal ri nan, iweta'm ri na kriqitaj taj. Na kk'aslemax ta chi ri utzalijem. We na utz ta uchomaxik, wene ksach ri Q'anil, pacha' ri kel uwi' kq'ayik, ri Q'anil rajawaxik kuchajij rib' rumal ri kutij q'anoq. Pacha' ri uwa xuquje' ri nimalaj uk'axal: itzel taq q'ayes on kunab'al. Kruk'a'j ri Q'anil, kk'aman chi rech.

Ri e winaq rech nawal Q'anil ke'alax rumal jun ki'alaj b'antajik k'a pa le uwachulew, (k'ate ri' wene kk'extaj na ri ub'antajik.) E utz taq achi'l, maj kejunamataj wi ri e jalajoj taq ajna'oj xuquje' ri chak patan. Sib'alaj utz, kkitzukuj ri kumaj chi kech xuquje' ri ya'tal chi kiwach. K'o kiye'b'al, kik'oxomab'al xuquje' kik'u'x. Qonojel rajawaxik kek'oji' qachi'l Q'anil. K'o wech in.

Ri e nawalib', rumal ri', e keb': uq'ijil taq ri mayab' cholq'ij xuquje' uchoq'ab'ib'al ri uk'u'xal kajulew. Jastaq maj kik'aslemal ri kkichokonsab'ej, chi rech kitak'alib'al, kik'aslemal taq jastaq ri e k'ask'oj xuquje' ri uslab'em jun kajulew k'o chi wachil kk'amow ub'e rumal umulixik taq ri uchoq'ab' xuquje' ri uq'alajisaxik rib'. Jastaq ri na qas ta je upetik, na rajawaxik taj keta'maxik pacha' kb'antaj pa winaqil. K'o taq ri kib'anoj, kitzijonem xuquje' kino'jib'al, rumal ri' na rajawaxik ta chi kech, pacha' kqab'an oj ri ojwinaq, kqakamulij, are chi kqak'oxomaj xuquje' kk'oji' qeta'mab'al. Ri e nawalib' suk'ul chi ri kib'antajik, rumal kik'oxomaxik, kqach'ob' rij ri uwokik ri qab'anikil. Ri kinwil chi rib'ilo'n wib' xuquje' ri kwachik'aj panoq.

Pa taq ri soloj kta chi wech, ¿jachike ri nawal sib'alaj utz?

Maj jun, are sib'alaj utz ri awech. Ri utayik kya'tajik we ta kb'an uchayik, rumal ri' na kb'an ta wi. Ri anawal are uwachinem ri atikom xuquje' wene are ri aweta'mam, pacha' ri xch'ob'otajik, are uk'oxomaxik ri kajulew.

We eta'mab'al xuquje'e we chomab'al kb'an uk'oxomaxik rumal ri jupaj tzij no'jib'al nawalil, jun jastaq rech no'jib'al ri pacha' jun k'olib'al kojrilo, ri kq'axen uchoq'ab'il ri nawalil, q'ij-k'u'xal, eta'mab'al-no'jib'al, na jachike jastaq ta chik rumal chi are uchoq'ab' ri uwachulew ri kuq'alajisaj rib' rumal qech. Ojjupaj kapaj tzi rech uslab'em ri kajulew.

"Ronojel winaq jun kajulew chi rib'ilo'n rib'. Maj jun ya'tal chech kjunamax ruk' jun chik. Xaq xew ya'tal ri kya'taj rumal ri riqonem rech taq uchoq'ab'ib'al".

Ajsaqwachom Juan Miguel Coyoy Catinac.

MULINEM

Xk'is ri soloj. Xq'alajinik chi k'o tajin kuxaj ri a Matías, ri ub'aqwach kuk'utunisaj xuquje' kusach ri kb'antajik. Aretaq xqajach qib', aretaq xqamatzej qib', ri are' na kriqitaj ta chi pa ri ubaqilal. B'enaq pa jun chi b'e on pa jun chi k'olib'al.

Sib'alaj k'ax usik'ixik chi kech ri e keb'. Amaq'el k'ax we pa kab'ichal. Jun rajawaxik kutzukuj taq tzij ruk' na'b'alil. Ri jun chik rajawaxik kuk'ulajij rib' ruk' jun chi soloj jawije' ronojel iye'tal wi, na are ta k'u uq'atuxik ri xajtajinaq kanoq jawije' ri chomanik maj kril chi rech. We kb'an tzijonem chi rij ri tz'utal tz'alamal xuquje' ri utikik jun rumal uk'oxomaxik taq ri b'antajik kya'tajik, pa utikb'alil rech sachib'al k'u'xaj, k'o jujun taq mul rech ki'kotemal, jujun chi mul xa rech k'axk'olil. Maj jun xaq iye'naq rumal ronojel taq ri kya'tajik xuquje' ri nimalaj uk'iyal ri ktzijoxik, xajtajem ri sib'alaj nim upatan xuquje' kya'taj q'anoq. Maj jun xuquje' in.

Na mayib'al ta chi upam ri uk'u'xal ri mayab' b'antajik, aretaq kb'an opanem chi uwach jun k'amal b'e ajq'ij, ri e winaq, ri e nima'q taq winaq, kkimajij utzijoxik ri xajtajinaq rumal ri kna'taj chi kech. Kkiq'axej sib'alaj kajb'al, na kinb'an ta tzij, majo'qa jun ati't on jun mam kkiq'alajisaj ri kimayoj pa uk'isb'al. Tajin ksachan wa', xuquje' ri ajsaqwachom chi rech rajilaxik ri q'ijilal na kkaj taj kkiya' kiq'ij, pacha' ri k'a e teren na kanoq, na keta'm taj on kkich'ob' ta rij ri nimalaj upatan uya'ik q'ijilal rumal wa'. Ri e mamib' kkitzijoj xuquje' kkiq'alajisaj taq jastaq ri jun na kuchomaj ta wi chi sib'alaj nim upatan. Kkitzijoj ri retzelaxik, ri kkichomaj, ri qech oj. Jun chi q'ijilal, we q'ijilal. Kkitz'aqatisaj ri kachik'am sib'alaj junab'. Qas tzij wi, kusach nuk'u'x, pacha' we kintzijoj chi iwech, rumal chi xinok na raqan uq'ab' jun uwach chi ya'b'al pixab' rech ojer tzij, tajin kpe uk'isik. Rajawaxik kqatik chi na, pine' xaq xew ri nusolonik xuquje' ri chak patan rech ajilanib'al rumal upajik rij ri uq'ij ralaxik jun winaq kkowinb'ex umajixik majo'qa kketa'maj uwach ri tat nan.

Ri tzijonem chi rij ri tz'utal tz'alamal rajawaxik jun utzalaj okib'al chi rech. Ri una'ik ri winaq sib'alaj nim upatan, ri ruxlab'. Ri' ri no'jib'al ch'uqutalik tajin kslab' chila', kumajij uk'asuxik ri xaq warinaq. Pa kijujunal taq ri tzij kwokotaj taq ri b'e rech ri ub'e'el, aretaq ri k'isom chi panoq. Aretaq ri jastaq, "are ri' ri" jun, amaq'el k'aqom apan rij. Maj jun winaq ri na ub'anom ta we xajtajinaq, ri q'alajisam, utz'ib'am taq no'jwuj, utz'ib'am taq cholajij, na uk'oxomam ta ri sachem xuquje' ri riqonem. K'i taq mul ronojel wa' kkanaj kan pa ri q'aq' aretaq b'antajinaq chi ri soloj. Ri b'inem maj uq'atik aretaq maj chi kna'tajik, na kkik'am ta chi kib' ri k'oxomanik ruk' ri b'anoj. Maj chi jun xuraq uchi' chi rij jun chik. Maj chi ri' ri malalenik ri xya'taj rumal jun kajulew rech ja', saqli'loj, jujun taq mul q'equ'm, k'o chi jujun mul kq'alajinik, kuxlanik, kxojlinik, mayib'al. Utz kinwil taq ri ka'yib'al tajin kkesaj kimak aretaq ri tzijil chi kipam kqaj urepowem rumal ri jalum q'ab'am sib'alaj junab'. Rajawaxik kchajix ib', ri uq'ijilal ri chomab'al kb'antajik kril chi na ri xajtajinaq, jun kriqitajik, rumal ri, uriqonem ruk' ri' ri chomanik sib'alaj nim upatan. Are ri' ri ne' kojtowik.

Matías, aretaq xtani'k, na xrilij ta ri kajb'al xuquje' ri k'olib'al ri xk'iy wi xuya' b'e chi rech, xe'rila ri unan. Kink'oxomaj, are' xuquje' ri al Susana xkil ri aq'ab'al aretaq e tzijonaq chik, pa sib'alaj kajb'al, rumal ri uk'isb'al kraj kuna'tajisaj jun nan aretaq q'axinaq chi juwinaq jo'lajuj junab'. Xe'oq'ik, xetze'nik. Are wa' ri uk'isb'al riqonem, xaq e jujun winaq ri kkaj kkil uwach ri kitiko'n xuquje' ri tikol kech. Na weta'm taj we k'o nik'aj chi xajtajinaq kjunamataj ruk' wa'. Ruk' saqil xy'atajik ronojel, weta'am, wilom, kk'extaj ri winaq, kk'iy chi na jumul. Jujun taq mul, rajawaxik kchomaxik jas kb'an chi rech ri ojer taq atz'yaqib'al.

Q'alaj k'ut chi we jastaq na amaq'el taj kya'tajik, jujun taq mul kkojojex ri choq'ab'. Na rumal ta jun ixoq ri k'olinaq chi e ral; sib'alaj saqirinaq chi chi kiwach pa kijujunal, chi uwach japachin winaq. Ri mayab' eta'mab'al jalajoj taq ri solonem krilo xuquje' jun chi kkichokonsab'ej chi rech uchomaxik on rilik taq ri jastaq jawije' na kriqitaj ta chi ri nan. We chak patan na krilij taj, kub'an ruk' umajixik wa'. Ri jun chi jastaq rajawaxik uk'olib'al chi rech.

Ri a Matías xuquje' ri in amaq'el ojutz, qachi'l qib'. Konojel ri e winaq e nuto'om, jeri'. Pacha' chomanik, b'antajik xuquje' no'jib'al, ri mayab' no'jib'al rech tz'utal tz'alamal k'a naj opanaq wi xuquje' ri rech riqonem, rech tzijonem. Kuch'ob' chi qech qonojel. Rajawaxik kqaya' qaq'ijilal chi rib'ilo'n qib' xuquje' kqilij apan ri' ri jun chi q'ijilal. Ri ksolow uwach jun q'ij rech q'ij alaxik, ri ajq'ij ksolon chi rech le nawal K'amal B'e, pacha' jun ilb'al kpatanin chi uwach ronojel winaq ri kutzukuj chi na chi rib'ilo'n rib'. Xuquje' ri tz'ajtal chi uwan jun k'oj, kchomax rij jas kb'an chi rech wa'.

Ri jalajoj taq eta'mab'al ktatab'exik sib'alaj mayib'al. Pacha' Uxlab'-Nawal kkik'am kib' ri na'b'alil ruk' taq ri b'anoj, uchomaxik ri q'ututem xuquje' ri na'b'alil na iye'tal ta uk'isb'alil chi upam ri riqonem, tzij chi tuqarisab'al xuquje' k'o uje'lal chi upam le saqa no'jib'al, ri uxlab'ixel kk'ask'atik.

Kintaqej chi ruk' jun k'amb'ejab'al, chi rij jun jastaq sib'alaj mayib'al, ri chomanik ksachik, ri na kkowin ta chik kq'alajisanik. Ri chomanik na jun ta chi upam ri nab'e taq cholchak pa ri tz'utal tz'alamal. Kincha' jun xajtajinaq chi kixo'l taq ri kajib' uwach chak ri chayutal wi ri tz'utal tz'alamal rumal utak'alib'al ri oxlajk'al tikb'al. Ri e k'amal b'e ajq'ijab' kqach'ob' taq ri uk'exb'em wi rib' rumal wa': ri nan k'o ukowinem, ri nan maj kumayo, ri nan na kch'ob'otaj taj xuquje' ri tat aretaq na kriqitaj taj on maj kupatanij. Waral ri' kxajtaj wi kajib' utak'alib'al tyo'jlab'em xuquje' unimarisaxik kajib' tzob'aj rech ub'i' taq nawalib' ri keq'alajisax rumal uslab'em ri q'aq'. We kajib' tzob'aj kkiq'alajisaj ri maqaqem, ri ch'ob'otal kanoq, aretaq ri nawalib' rumal kech kkowinb'ex rilik taq ri nik'ol wachkaj, are tzij ri uq'ij ralaxik ri winaq. Ri juwinaq ub'i' taq nawalib' e mulim pa jo'ob' taq raqanil, rumal ri' kuya' kajib' tzob'aj rech jalajoj taq choq'ab'ib'al. Kintzukuj jun chi kech ri tzob'aj k'o uk'axal are chi kinq'alajisaj ri xintzijoj.

Kinmin jun k'ak' raqanil k'o upatan: ri ne' tajin kreta'maj chi upam ri tz'utal tz'alamal xuquje' ri nan rajawaxik krilij jas kb'an chi rech uch'uqik japachike kk'ulmataj q'anoq xuquje' ri tzalijsab'al wachaj. We kutzalijsaj uk'axel ri are' xuquje' utz kuna' ub'anik wa', kuya' uq'alajisaxik on na kuya' taj, kkowin ri' chech ub'anik, na reta'am ta k'ut on na uchomam taj, chi tyo'w kuna'o. Na kintzijoj ta ri utz on na utz taj, na je ta ri' kqab'an oj chi rech uchomaxik taq ri kxajtajik. Kintzijon ruk' taq tzij k'o uch'ob'olik are chi kuk'am rib' ri xinq'alajisaj.

We xajtajik kech juk'ulaj winaq sib'alaj kech'o'jinik. E keb' k'o keta'mab'al xuquje' na kek'oji' ta chi uwach ri kochoch kik'olib'al rumal chi naj ke'kib'ana pa ri kib'inem. Matam k'ut kkil kib' xuquje' aretaq kkiriq kib' xaq ch'a'oj kkib'ano. Ri ch'a'oj amaq'el kkib'ano rumal chi ri ixoqilom kajawatajik kk'oji' chi uwach ri ja k'olib'al. Na kechomataj ta wi, rumal ri' ri achajilom xuchomaj chi xopan uq'ijil xuquje' xukoj upam ri rixoqil are chi na kchakun ta chik. Ri ixoqilom na xnimaj taj, na xuchomaj ta wi chi sib'alaj rajawaxik chi rech ri ub'aqilal, rumal ri nimalaj kosik amaq'el kuriqo. Kel b'i ri ixoqilom xuquje' xumajij utasik rib' ruk' k'a'nal, ruk' utzalijsaxik uwach. K'i taq wuqq'ij xk'ulmataj wa' pa uk'isb'alil ri tz'utal tz'alamal. Jun q'ij, pa ri uchak xumajij una'ik taq q'oxom xuquje' anima'. Ri are' pa utukelam k'ut b'enaq rumal uk'a'nal ri achajilom, aretaq xopan chi upam ri alanem, pa utukelam xuq'axej. We jastaq ri' xajtaj chi upam jun nimalaj tinamit, pacha' taq ri uk'axal kriqitajik aretaq kb'an opanem chi upam ri ja rech kunanik xuquje' ri uk'axal rech ri alanem. Sib'alaj xnajtinik xuquje' rech q'oxom. Xkil uwach kikamikal ri nan xuquje' ri ral.

Ri ne' xalax ruk' utzwachil. Xinwilo, xinb'e chi uwach ri rochoch uk'olib'al rumal uya'ik rutzil uwach xuquje' maj xintzijoj kanoq, rumal chi ri e wachi'l na keta'm ta ri nuchak nupatan. Ri ne' k'o rutzwachil ri ub'aqilal, are k'u ri uno'jib'al sib'alaj ruk'a'am k'a'nal xuquje' ch'inal. Ri unawal are jo'ob' Kumatz, jo'ob' Kan pa K'iche' tzij. Na kinb'e ta pa unimal chi rech uq'alajisaxik ri k'u'xal q'ij xuquje' ri na'b'alil chi rij le uxlab', xaq xew kinterene'j rij ri xajtajem xk'is apan ruk' k'ixib'al chi kech konojel. Pa unitz'al, we ak'al sib'alaj k'a'n xuquje' koyowarik, sib'alaj k'i q'ij xim chi upam jun nima tem. Are k'u ri e tat nan, maj xkiya' wi kitzij chi rech ri no'jib'al rumal chi ri ak'al ruk' ri rati't xk'iy wi, jun utzalaj ixoq. Jachike na k'ut, na kkowinb'ex ta wi uq'ilik. Kkixim rumal kiq'i'tajem.

Xqaj ri uk'a'nal are taq xk'ajolarik. Xub'an jun nimalaj ajtijol anim. Pa ri tijob'al, pa taq etz'anem rech ri wokaj xuquje' pa taq etz'anem chi kixo'l taq tinamit chi rij k'u ri are' ksolin wi ri ch'akanem. Ch'akanel rech etz'anem chi rij q'ab'aj, nim ret'amab'al ruk' ri potz' xuquje' nim ri uchoq'ab'. Kch'ob'otajik chi chila' chomatajinaq wi ri sib'alaj k'axk'olil uq'axem, na iye'tal ta k'ut aretaq xopan ri joq'otaj kq'alajisan sib'alaj jastaq owatalik xuquje' kuq'alajisaj ronojel ri nutaqem utz'ib'axik.

Xopan uq'ijil ri etz'anem rech amaq', rumal jun jachike, maj jun kch'ob'owik jas che, ri are' xopanik xuquje' na ruk'a'am ta ri utzalaj ratz'yaqib'al. Ri rajlab'alil xuquje' ri ub'i' on pacha ri'. Jun jastaq ri na kkowinb'ex taj kchomalo'x ruk' aninaqil, rumal ri' na xya' ta b'e chi rech kokik.

Na kkowinb'ex ta utzijoxik ri xuxajo, xsachan ronojel ri kraj xchupik, na kch'aw ta chik, xb'e pa ri uk'olib'al, xutz'apij rib', maj jun tzij xub'ij.

Pa ukab' q'ij xq'atab'ax ri etz'anem. Maj kb'antajik. Ronojel taq ri potz' k'olotal chi upam ri ja paq'inaq chik, e jujun xepa'inik, na kkowinb'ex ta chi rutzirsaxik. Ri e winaq kkitatab'ej chi rib'ilo'n kib' jas che ronojel jeri' xub'ano xuquje' na xkowinb'ex ta wi uchomaxik, rumal chi na xkowinb'ex ta wi utzukuxik on uloq'ik jun chi potz'. Na qas ta xkisol rij, xaq xew xkiq'axej pa nik'aj chi q'ij xuquje' xkik'ex uq'ijil. Jachike na k'u ri xb'antajik, na xkowinb'ex ta chi utzukuxik ri utzalaj atz'yaqib'al, ri jo'ob' Kumatz, xtzalij b'i chi uwach ri rochoch uk'olib'al.

Xine'tzijona ruk'. Wet'a'am chi are xb'anow kan ri jastaq chi rech taq ri potz'. Na xb'eyetaj ta chi rech utzijoxik ri xuk'ulmaj taq ri jastaq. Sib'alaj k'i ri b'anoj taq tzij xinto xuquje' k'i taq jastaq maj uch'ob'olik. Qatukel ojk'olik, rumal ri' naj xinukoch'och'ej na. Jun ala sib'alaj k'o uno'jib'al, xrilo chi na xa ta rumal utzurik kinriqitaj ruk'. Aretaq xpaxitaj uwach jun wanke't rumal, sib'alaj xoq'ij. Xintatab'ej chi jumul. Na kuriq taj jas kub'ano, na kkowin ta chi chech uq'alajisaxik chi rib'ilo'n rib', xuna'o chi ajmak, ri a'lal, sib'alaj q'oxom. Xinch'ob' chi rech aretaq xketa'maj kiwach ri unan xuquje' ri utat. Xe'nwachi'laj pa tijob'al. Nojimal xinch'ob' ri utikarib'al xuquje' ri utz'utal utz'alamal chi rech. Chomab'al uxlab', nawal. Ri kchomaxik, taq b'anoj, uminik ib' ruk' ri choq'ab'ib'al ri kk'amow ub'e jun. Choq'ab', ki'al, saqil.

Xojtuqar ruk' xuquje' xink'am raqan uq'ab' chi kinto' chi rech usuk'mayixik taq ri potz', rumal chi na kb'eyetaj ta na we xch'ob'otaj rumal alachinoq. Rumal k'ixb'alil rajawaxik kqasuk'mayij, na are ta k'u wa' ri kintz'ib'aj waral. Ri sib'alaj nim ub'antajik are ri chak qab'anom pa junamam xuquje' ri uk'a'nal pa taq we q'ij kamik are ri oyowal xuquje' ri ub'antajik. Pa uk'isb'alil, maj k'extajinaq chi rech, na kkowinb'ex ta ch'o'jinem ruk' ri ktix loq: xa kpak ub'e. We

xa kk'ulajixik, ri choq'ab' amaq'el kuk'ut rib', ruk' sachem.
Ri qas tzij chi no'jib'al, are reta'maxik taq ri jastaq echeb'em
xuquje' are chi ksuk'mayix b'i ri wokotalik.

UTZ'AQAT
RET'AMAXIK NAWAL OXIB' E

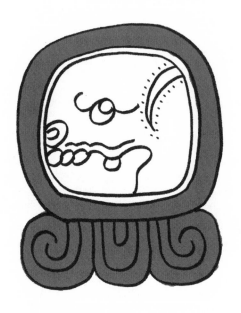

Ri kik'aslemal ri e winaq, are kik'aslemal taq ri
e tzob'aj keriqitaj chi upam.

∶

Nawal Oxib'

Nawal Oxib', are uchoq'ab'ib'al ri ja' kujab' b'e. Ri ja' kkowin chi rech uch'akik taq ri k'axk'olil. K'o keb' uka'yib'al: jun kqab'ij ch'uch'uj chi rech xuquje' ki', ri jun chik choq'ab' kojcha' chi rech, pa nik'aj taq k'olib'al k'a'n kqab'ij chi rech. Are ka'yib'al, tajinik b'enaq chi uwach. Pacha' ktixik, are ri ja' uch'akom uchoq'ab' xuquje' aretaq kumajij uriqik k'axk'olil pacha' ri uq'atexik rij, uq'axexik kub'ano, are ri' uk'oxomaxik ri keb' ub'antajik kqab'ano.

Ri nab'e ub'antajik xaq xew kb'an utzaqik chi uchi' taq ri k'axk'olil. Na kwulul taj, na kq'i'tajisan taj, utaqem ri utzilal xuquje' usutim, rumal ri', are wa' ktikow jun jastaq pa tukelam: kkowinik kjab'un ri ra'. Aretaq kub'an wa', pacha' keqaja wi ri b'inel ja', kpoq'ik xuquje' ri nawal oxib' kuq'alajisaj ri ujalatajem, ri jalatajem are uk'u'xal, jun chi rech taq ri uq'alalajisaxik ya'om chi saqil rumal le nawal oxib' pa jalajoj taq k'olib'al. Jun chi ch'ob'onik, aretaq kjab'un ri ra' on kpoq'ik, ri qas utixem na pacha' ta chi ri', chanim ronojel le alaj taq b'inel ja' k'is k'o kichoq'ab'ib'al xuquje' kib'antajik, rumal ri', jun chi b'e kuk'am b'i ri jalajoj taq opanem.

Ri ukab' ub'antajik aretaq ri ja' na kkowin taj kb'in pa tikb'alil xuquje' ksuk'i' chi rech uq'atexik uwach ri k'axk'olil. Kupaqchij pa ri ub'inib'al, kkipaq'ik kib' xuquje' maj utanalik. Kupa'ij ri k'axk'olil. Kupaxij, kumino, kuch'ako. Ri ja' waral kuk'ol ri uchoq'ab', xa rech jun paqchinem, maj jun jachike kq'atenik. Na kk'is ta ri ukowinem, na xa ta pa'inel, rumal ri' are k'u ri utzijoxik uq'alajisaxik we keb' jastaq, wa' we keb' ka'yib'al, aretaq kqatzijoj ri nawal ajilab'al oxib', kkowinb'ex ri tz'aqatalaj utzijoxik, chi we ukab' ka'yib'al, wa' kuwok ri b'anoj, na xaq ta tajinik kya'tajik. Tzij wi kb'antajik.

Nawal ajilab'al oxib' are ri k'olib'al ktix wi, are ri b'inel ja' kuk'ot uwach ri ulew, ri taq turub'ala', ri kjisin rumal uch'ajch'ob'exik. Ri uwa'l taq wachaj. Nawal oxib' are uch'uch'ujil ri ja' tajin kuwok chi apan jun on are ri ja' kupa'ij ri sib'alaj ukowil xuquje' ri ab'aj xaq jun kriqitaj wi.

Ri nawal ajilab'al oxib' rech achi'al. Pacha' ri k'u'xal on no'jib'al xuquje' rech wa'lijsanem. Kuq'alajisaj ri poq'sanem rech utzilal xuquje' ri ajilanib'al kub'an chi rech kpe chi rij ri nawal ajilab'al jun, kuk'am b'i pa ri nawal ajilab'al jo'ob'. Are wa', nawal oxib' rech ri "ja' kujaq b'e" k'a pa ri "ja' kutaqej ri ub'e" xuquje' k'a pa ri "ja' kupuk'ij jun ropanib'al jukub' on ri uk'a'naq, aretaq umulim chi rib'". Are k'iyem, ujab'unem ri ra', kuq'alajisaj jas uk'iyem jun che', ri ropanik jun b'inel ja' pa ri uk'olib'al xuquje' kk'is b'i chi upam. Kuya' ri q'ojom chi qech, ri jalajoj taq utak'alib'al rech usik'ixik ri chak patan, ri uch'ab'al xuquje' ri ujek'ik kaqiq' rumal ri kb'anowik.

Nawal ajilab'al oxib' kuq'alajisaj ri k'aslemal, ri ja' xuquje' ri kaqiq'. Wa' we paqchinem, we tyo'jlab'em, we q'ij-k'u'xal, amaq'el kuriq ri b'e xuquje' rech jun slab'em, kupoq'isaj. K'a pa ri uk'axal, kruk'a'j ri slab'em xuquje' kuya' k'amb'ejab'al chi rech ri k'ak' kpe na.

Ri ixoq xuquje' ri achi e alaxinaq chi uwach nawal Oxib', e winaq k'olotal ri kichoq'ab', tzij chi rech wachaj. Na xaq ta are kkitzaq kiq'ij chi rech uchomaxik taq jastaq xajtajinaq kanoq. Xuquje' jujun taq mul jeri' kkib'an chi rech ri kb'antajik. Kkiq'at jun kachik' xuquje' na ke'uxlan ta wi chi rech uq'awachixik. Rumal ri' na xaq ta are kkitatab'ej ri tikitalik on ronojel, rech k'u ilb'al. Na kb'an ta wi kiq'atik rumal chi ri jun xa kub'an k'axk'olil chi kiwach xuquje' kkiq'axej kanoq. Rajawaxik kb'an k'olem kuk' on kk'oxomax ri kib'e are chi keteren'exik, na kiye'x ta k'ut chi kkitzalk'atij kib' chi rij jun on jun chik.

Tzij wi chi e koch'ol kiwach. Kech'akanik rumal chi kkikoj kiwi' ruk' choq'ab' rumal chi na kematzi' ta wi xuquje' e nojinaq chi rech choq'ab'ib'al. K'o kiwokinem, na kkituqarisaj ta kib' rumal ri'. Are kkaj kkiya'o, kkiterene'j, tzij wi, na are ta kkitatab'ej ri uk'axal on k'axk'olil, tz'apil uchi'ja on jachike upalaj ri na utz taj. K'i taq mul na kkil taj chi are ri' tajin kxajtajik.

Na qas ta are kkilij, kinq'i'taj ta chi rech ub'ixik, chi kiwach e b'enaq wi. We k'o ksach kan pa ri kib'inem, wene na kkil ta wi ri'. K'ax kitzukuxik xuquje' ri uriqik kib' e'are' chi upam ri nimantzij. Kkina' ri a'lal, we amaq'el, we uk'a'tal rumal sib'alaj ilinem. Are e utz we kkiq'at kichak, ri kkaj kkiq'awachij. Maj keq'atowik, kkil ri kb'in taq jastaq chi kech, maj k'u ke'la chi kiwach, keta'am chik jawije' keb'e wi on na keta'm taj, kkaj k'ut keb'enlob'ik. Na keq'ati' taj, utz ri' kecha' xuquje' kkiya' kan jun retalil rumal utzalijsaxik uwach ri kkaj kkita' ri e winaq.

Ri e juk'ulaj, ixoq on achi rech jun winaq alaxinaq chi uwach ri nawal oxib', tajinik kuq'axej na na'b'alil rech taq b'is on mayoj, na are ta ri kuriq rib' ruk' ri ixoq on ri achi. We na kkich'ob' ta ri juk'ulaj chi rech k'axk'olil, rumal chi ri nawal oxib' pa utikb'alil rech achi'al utz'aqat ri nawalib' ajilab'al rech ixoqal, maj kupatanij we kmajix ruk' taq yaj. Na kuya' ta wi. Nawal oxib', na kk'oxomataj ta wi rumal chi kq'i'tajisanik xuquje' aretaq kel b'ik kuya' kan uwachib'al ri etzelanik.

Ri nimalaj choq'ab'ib'al rech e alaxinaq chi uwach nawal oxib' rech achi'al. Are kb'an kech xuquje' na xaq ta kkiya' kib' pa chapik. Na kkowinb'ex ta kiya'ik pa jun k'olib'al ri knajtinik. E'are', rajawaxik k'i taq jastaq chi kech are chi kkik'oxomaj kib' chi upam ri b'anoj. Utz kkilo, kenoj rumal ri ktz'aqatisan chi kech, keruk'a'aj, ke'uq'axej, ke'uchapo, ke'uch'ak rumal ri kijek'ik xuquje' are chi kech'akatajik.

Nawal oxib' rumal ri k'olib'al nawalib' rech winaqil, ke'utik k'amal taq b'e, ri ketzukunik, keq'alajisanik. Nawal oxib' kuya' rib' pa ri uk'axal xuquje' utz kuna' ri q'alajisanem, pine' maj qas uq'ij are chi kk'oji' chi uxe' taq ri saqil. Na qas ta utz kb'an elem chi kij, we k'o jun kraj kutzalk'atij rib' ri e'ar'e na keriqitaj ta chi chila'.

Chi upam ri suk'mayinik rech riqonem rumal no'jib'al eqelenik, nawal oxib' kk'oxomataj ruk' utikik taq ri b'anoj kkamulix ub'anik, ri ukojik uwi' rumal ri achi chi rij jun tikb'alil rech koch'oj wachaj rumal ri ixoq. K'i taq uwach ruk'a'am we q'alajisam. Jun chi rech are ri kpetik.

Nab'e, ub'antajik jun ilb'al. Ri ub'anoj taq ri nawal oxib', ch'ob'otal ri usuk'al rech achi'al, kkiya' pa nuchomanik ri uwokik ri ojer k'oxomab'al rech ri tu'nel awaj, kkiya' ri nuchomanik chi rij ri tzukunik. Ri tzukunik, ri cholchak, ri chapanik. Una'ik uki'al rumal ri kecheb'exik. Keta'matajik, pa utukelam chi ri eqelenik kk'oxomatajik rumal on na rumal ta ri chomanik rech poq'sanik, pacha', kajawatajik on kajawataj ta recheb'exik jun ne', ronojel uk'olib'al ri nawal oxib' kumajij ruk' retzelaxik ronojel ri rech ixoqal. Na kraj taj, na kkowin taj, na qas ta tzij chi rech, na utz ta krilo, na kuk'ut ta rib', na kraj taj kjunamanik. Kretzelaj, kutas rib', krowaj rib', kb'ek, kanimajik, kumol kub'ij, koq'ik, kujaluj, kwarik, aninaq kyowajik. Na kraj taj, na kraj ta wi.

Are k'u wa' tzurunik kub'an ri rech achi'al pa nawal oxib'. Ri achi wene kuriqo jas kb'an chi rech rumal ukojik uwi' ri ksik'inik on ri chapik. Kinq'alajisaj –are chi kinya' uch'ob'ik ri uk'exb'em wi rib' ruk' nik'aj chi ajilab'al nawalib' xuquje' ri b'anoj kch'ob'owik-, ri nawal oxib' na kopan ta chi upam ch'a'oj, "na kya'taj ta ri kraj" xuquje' na kuk'is ta ri eqelenik ruk' k'a'narik. Ri nawal oxib' kch'ob'otaj rumal ri etzelanik rech ixoqal xuquje' na kmejtaj taj, na k'o ta pa we ucholajil, relesaxik uk'ix on ukojik upam ri ixoq ruk' choq'ab'. Chi upam ri chak rech utzukuxik xuquje' ucholik, ri achi kkowin chi rech uch'akik ri uk'axal. Uk'a'tal pa utikb'alil ri mayij toq'ob', pacha' ri maj qas uk'ixb'alil, ri b'anoj aretaq nim ra'lal ri xib'in ib', q'i'tajib'al, sachib'al xuquje' na kkowinb'ex ta q'atik chi uwach ri k'axk'olil. Ri qas kriqitaj wi, ri ch'akatajem are qas uk'u'x, on jun ch'akatajem kuch'ob' ri ub'e'el ri suk'alaj ra'lal pajanik.

¿Jas che sib'alaj rajawaxik kq'alajisax wa'? Ri uq'axexik chi jumul uchoq'ab' ri nawal oxib' chi rech ri winaq, we k'u ixoq on achi, amaq'el nim ri choq'ab'ib'al kuk'a'nik, choq'ab' rech kowinem, choq'ab' rech k'aslik choq'ab'ib'al on utzlalaj uq'alajisaxik rech ri ktzukuxik, jeri', pacha' xb'itaj kanoq, ri utak'alib'al ri choq'ab'ib'al on sib'alaj nim upatan rech

ronojel winaq nawal oxib', na rech ta winaqil. Are k'u wa'
kk'amow b'i chi upam jujun taq toq'ob'sab'al wachaj. Aretaq
ri' ri ch'akatajem, kpuk'in ri ukojik uchoq'ab', pacha' ri achi
ri tajin kb'inik, pacha' ri ixoq ri kutaqej, ke'opan chi upam
jun nimalaj ajawan ib'. Ri ajawan ib' xuquje' ki'kotemal ya'tal
chi upam taq ri k'otb'al chi'aj nub'anom. Na'b'alil jun ruk'
ri loq'onik k'ate ri' uya'ik ronojel pa junamam. Ri uk'isb'alil
rech ki'kotemal.

Pa jujun taq tzijonik, maj uk'axal aretaq xajawaxik chi ri
koch'onik are ch'ob'otalik. Jeri' ri tzurunik k'amb'ejanik
xuquje' ri etzelanik ruk' jalajoj taq b'anoj rech tzurunik kkanaj
kan ruk' waral. Nawal oxib' kkanaj chi kixo'l taq ri cholajij
jawije' ri ixoq kuq'axej nima'q taq na'b'alil. Ri na'b'alil kuna'
ri nan aretaq kpoq'sanik, are nimalaj kowinem, chi rech jun
ne', are chi kb'an elem pa ri q'oxom, are k'u wa' we kuya'
sachib'al k'u'xaj on ri kya'taj rumal jun yab'ilal.

234

Nawal E

Nawal rech ri B'e, ri ajb'e, k'amik. Nawal E are "uch'ob'olik ri k'aslemal". Are nimalaj ilb'al xuquje' ri tiqil ruk' ri ka'ilow ri kajulew, janipa' kajulew kriqitajik xuquje' kriqitaj na.

Nawal E ruk'a'am jalajoj taq utak'alib'al ilb'al na rech ta amaq'el. Kuq'alajisaj ri ka'ilitaj apanoq xuquje' kub'an ub'anik are chi kub'an raqanil taq ri kb'antajik. Chil'a k'ut xuquje' rumal tzaqb'al uk'u'x ri are', ri ub'e'el kchuplin pa ri joq'otaj rech jun utzalaj k'extajem.

Chi rech ri nawal E are utz kuna' tzurunik rumal chi jiq'naq chi upam taq q'ututem na kch'ob'otaj ta wi xuquje' rajawaxik kk'oxomaxik, kq'alajisaxik, k'ate ri', we kb'anik, kmajix ub'inisaxik rumal jun cholchak on ch'ob'otal chak. Jujun taq mul aninaq kya'taj uchomaxik, amaq'el k'ut, knajtin uk'oxomaxik, rumal ri' na mayib'al taj ka'ilitaj jun winaq alaxinaq pa nawal E na kuriq ta kub'ano pacha' sib'alaj uxi'm rib' xuquje' na kch'ob'otaj ta wi. Ri ixoq xuquje' ri achi e alaxinaq chi uwach ri nawal E, tzij wi xuquje' rumal chi amaq'el uq'atik ri ka'ilitajik kuk'isb'ej uyojik ruk' taq chomanik, chomab'al, b'anoj xuquje' no'jib'al na rech ta amaq'el, mayib'al, utz rilik utayik. Nawal xuquje' uq'axeb'al winaq ri mayib'al rilik.

Nawal E utz kuna' ri k'oxomanik, kuriq ri kajulew chi

rib'ilo'n rib' k'ate ri' na reta'm taj jas relik kub'an chila'. Xaq
pa utukelam rumal ri' kuk'is apan uchayik pa matzalem.
Na eta'matal taj jawi' kriqitaj wi: chi uwach jun kriqitaj wi
xuquje' chila' na kriqitaj ta wi. Nawal E amaq'el kutzaq ri
k'utumox q'ij, xaq pa rech wi kuyojo xuquje' utz kuna'o
aretaq na q'alaj taj jawije' kb'e wi.

Pacha' ri nawal E are B'e, ri sib'alaj rajawaxik are ri b'inem,
japawije' on jachike, amaq'el ruk' b'is on nojinaq chi rech
b'is ri maj uch'ob'olik, tzij wi, na utz ta kuna'o xaq jun
kk'oji' wi. Chi rech nawal E, le kajulew maj uch'ob'olik chi
uwach xuquje' maj upatan, rumal ri' kub'an taq k'axk'olil.
Kuriqo, rumal ri rilb'al, maj ch'ob'on chak, nojimal k'ut
kuriq uch'ob'olik taq ri kajulew kuriq panoq. Na kutanab'a
ta wi ub'anik taq ri uk'axal, jun uk'axal rech k'u'xal. Kyajan
chi uwach ri ilb'al, are k'u ri e nik'aj chik na ke'uyaj taj,
rumal chi q'a'l uk'u'x chi rib'ilo'n rib'.

Ri e winaq e alaxinaq chi uwach ri nawal E kkecheb'ej
nima'q taq suk'utal kowinem rumal ri uk'u'xal eta'mab'al
xuquje' jujun taq mul na kq'alajin taj, sib'alaj utz rilik
b'anom, japawije' petinaq wi pa ri joq'otaj. E k'o e jujun e
achi'lam rumal ri tewechi'b'al kitikom ruk' kik'u'x xuquje'
ktz'aqatisax chi upam ronojel uk'a'naq ri kowinem ri amaq'el
kk'extajik.

Ri ixoqib' xuquje' ri achijab' e alaxinaq chi uwach ri nawal
E nima'q ri rutzil kik'u'x, ri kech e'ar'e kech konojel.
Ketob'anik xuquje' e jun chi rech ri wa'lijsanem, kkik'am
ri q'ab'aj k'a pa ri toq'ob'sab'al wachaj rumal opanem pa
ri rajawaxik majo'qa chtikitaj taq ri tasoj ib'. Ketob'anik
are chi ri xik'ik'em rech jun aq'anoq. Kkitatab'ej taq ri e
oyowarinaq, keta'm kkitatab'ej ri uximom rib' pa k'axk'olil.

K'i kketa'maj chila' xuquje' kkinojisaj nima'q taq na'tab'al rech ri eta'mab'al kk'extaj rumal ri nima'q taq tzijonem xuquje' k'o ub'e'el ucholaj. Tzij wi, kkaj ketzijonik.

Ri nawal E utz kril taq ri b'antajik k'o uchoq'ab'ib'al. Na kkowin taj kretzelaj, kriqitaj pa ri uk'u'xal un'ojib'al. Ri e nawal E ka'ilitaj ri kisak'ajil, chi rij, tajin ketob'anik, tajin kepataninik, tajin kkitijoj kib', tajin keta'manik, tajin kkina'o on tajin kkitas kib' chi rij ri kriqitaj k'a chkaj —on k'a pa uwi'-, ronojel k'o upatan. Kkitzalij ri uk'iyal kkichapo xuquje' kkiya' uwi'. We amaq'el kb'anik, k'o ub'antajik, keb' uware, aretaq ksachisax ri eta'mab'al ruk' majik on elaq'anik. Na are ta rech ri k'ulajil kk'am apanoq xuquje' ri kk'am raqan uq'ab' pacha' no'jib'al, choq'ab'ib'al on choq'ab', wene are b'antajik ri na utz ta kno'jinik, ri maj rija' kutiko. Ri k'axk'olil are sib'alaj nim uchoq'ab' pa ixoqal, kk'iy ri ajawan ib' chi rech ri ixoq E.

Nawal E are ixoqal, rech ri uqajib'al kaqiq'. Chi upam taq ri "tzob'aj alaxik" rech nawalib' e chayutalik, kjunamataj ri kitak'alib'al xuquje' ri kib'antajik kuk' taq ri nawalib' rech Junajpu, Q'anil, Ajmaq xuquje' ri K'at. Rajawaxik kk'oji' uchoq'ab' pacha' konojel ri e q'axinaq, k'o retalil xuquje' na kkowinb'ex ta uk'isik: are sib'alaj utz kuna' k'olem chi upam nik'aj chi kajulew, na chi upam ta wa'. Kq'i'taj chi upam wa'.

Nawal E kutik ri k'amal b'e, ri ajb'e b'antal ruk' nimalaj nimantzij rumal chi ri nawal E k'ax uch'ab'exik xuquje' na kkowinb'ex ta uq'atexik aretaq kraj kopan chi upam ri kuchomaj. Chila', pa ri utasoj ib' xuquje' ri utukelal k'amanaq chi chi rech, kuwok jun winaq rech tzob'aj, na xa ta jun k'oj, jun wi chi winaq ri amaq'el kuk'ulajij taq uk'axal, ronojel wa', b'ital la pa ri utikb'alil, kk'istaj na apanoq.

Tyo'jlab'em

Ri utikb'alil ri nawal E nab'e ya'tajinaq, rumal jun nan ri rajawaxik kuya'o xuquje' rajawaxik kreta'maj kk'oji' uchoq'ab' pa ri tz'utal tz'alamal. K'o uk'ulajil xuquje' kpe uqajik. Are ri tat on sachib'al utz'aqat xuquje' na krilij ta ri ne'.

Ri tat xuquje' japachin ri k'ulajij, kriqitajik xuquje' na kriqitaj taj. Na jun nimalaj choq'ab' taj kriqitajik, are ktob'an chi rech rilik ri animajik xuquje' na kk'is ta panoq pacha' jun tob'anel. Na xa ta ya'l utz'aqat, rumal chi na ch'ob'ol ta pa tzob'aj, na kuya' ta b'e chi rech ri nan ko ktak'i' rumal jun utzalaj jastaq rech una'b'alil. Kuxi'j rib' ri nan aretaq kb'ek on na ktzalij ta chi loq, ri are' on alachinoq, kriqitaj pa jun chi k'ulajil.

Jun jastaq sib'alaj amaq'el chi kech konojel ri e alaxinaq chi uwach ri nawal E, japachike uwach ri tikarib'al on eqelenik e tikital wi uloq, are ri' uq'axexik nima'q taq xajtajem rech mayowem kriqitaj ruk' ri nan xuquje' chi kij ri e'are'. Xib'in ib' xuquje' sachib'al k'u'xaj. Ri nan kuna' nima'q taq mayoj xuquje' nima'q taq b'is ri kokisanik, kkita' chi rib'ilo'n kib'. Ri are' jun kajulew tajin kwokik xuquje' reta'am kel na panoq.

Ri unan jun nawal E sokotajinaq, kel jub'iq' pa kik'. Ri are' kujiq'aj ri une', kuwok jun nimalaj ximb'al. Kraj, krilij, kajawax ri ne'. Na je ta ri' ri jun chik, ri nawal E kraj na utat.

Uxlab'

Ri ne' kmatzi' ta wi. Kuna' ri ukajulew ruk' ri ki'alaj uchapik xuquje' kloq'onik, kajawax rumal ri ixoqal. Ri achi'al on utz'aqat ri nan naj k'o wi, chila' kriqitaj wi, na kub'an ta jun. Kowataj ri ub'antajik.

Ri ixoq ne' na kq'i'taj ta rumal uwokik uk'axal chi rech ri nan, kuya' k'axk'olil pa ri rutzwachil. Kraj ka'ilixik ktatab'exik, kuchokonsab'ej ri nan are chi kk'oxomax rij ri jun na kriqitaj taj on ri na qas ta utz uk'olem, rumal ri' kuya' k'axk'olil chi rech ri are'. Ri achi ne' maj kub'an chi rech ri'. Amaq'el kriqitajik xuquje' kjunamataj ruk' ri nan, kmayowik xuquje' xaq kmatzi'k.

Ri ruxlab' jun ne' kalax na chi uwach ri nawal E, kok chi upam taq ri toq'ob'sab'al wachaj xuquje' ri k'otb'al taq chi'aj rech ri nan. Na are ta k'otb'al taq chi'aj rech tz'utal tz'alamal rumal ri are', are utayik ri kajulew. Ri nan nojimal kpe uchoq'ab' xuquje' reta'a'm chi na qas ta tzij k'o ri uk'ulaj, na rajawaxik taj krilij, kuchajij on kukajmaj xuquje' na amaq'el taj kriqitajik. Ri ne' kuk'oxomaj k'ut, chi are utz kutukelaj.

Ixoqib' taq ne'ab' xuquje' achi E, aretaq kek'iyik kketa'maj taq ri tzalijsab'al wachaj kuya' ri nan, kek'oxomanik aretaq kek'iyik. Jun chi jastaq sib'alaj nim upatan: amaq'el k'o jun nimalaj jastaq ruk'a'm jun chomanik on kojb'al rumal ri are', chila'. Utz krilo, xuloq'oj, xuto'o. Ri ne' are tijoxel chi upam ri pamaj, ri kalaxik are chi kub'an na ajb'e xuquje' k'amal b'e.

Nawal K'amal B'e oxib' E
Ujaqik B'e Utorik Jok

Chanim are utz'apixik ri ch'ob'onik xuquje' ri xchakutajik. Maj jun taslik xuquje' maj jun k'u'xal ri sib'alaj ch'ajch'oj, chanim are kb'an chi rech ri nawal oxib' xuquje' ri nawal E, are chi kkiq'alajisaj kib' pacha' raqanil ri k'amal b'e. Nawal oxib' E pacha' ri' rumal ri ub'antajik, ixoq xuquje' achi.

Nawal oxib' E kumulij keb' choq'ab'ib'al rech no'jib'al on k'u'xal q'ij rech jalajoj taq uchayik. Nawal oxib' are achi'al, raqanil ri ukowinem chi rij ri ja' xuquje' ri choq'ab'. Nawal E rech ixoqal, raqanil ri kowinem chi rij uwa'lijem ri q'aq' xuquje' uk'iyem ri nimarik. Jun mulib'al sib'alaj nim upatan. Nawal oxib' chi uwach tajin kujaq wi ri b'e, rech achi'al, kqab'ij chi rech maj ketzelanik on maj jun toq'ob'sab'al wachaj kq'atenik xuquje' ri uk'amik kub'an ri ixoqal rech nawal E. Utaqem rumal chi are choq'ab' xuquje' kk'iy sib'alaj uchoq'ab' rumal relesaxik chi upam ri uk'u'xal no'jib'al rech uk'oxomaxik ri E, ronojel ri tzob'aj. Tzob'aj chomab'al-b'aqilal xuquje' uxlab'. Pa jun chi ub'ixik, we suk'mayinem sib'alaj k'o uchoq'ab' xuquje' suk'ulik, kuwa'lijsaj ri winaq E, kuya' ri sak'ajil chi rech, knoj chi rech taq b'anoj -na pacha' ta ri chak kanoq on ilinem-, pacha' "maj kinna'o", na kikowin ta na, kinq'axej na apan ruk' b'isonem.

Ri ch'ob'otal taq chak rech no'jib'al petinaq on sib'alaj nim upatan, xuquje' kxik'ik'ex b'ik rech nawal E, tzij chi kek'oxomax rumal ri nawal oxib'. Ri keb' nawalib' na rech ta ri kb'antajik rumal ri' ri winaq pacha' ub'antajik wa', pacha' ri ixoq, rajawaxik kk'oxomax ruk' jun aqanaj nab'ejinaq apan chi uwach jun. Maj chi jachike xuquje' maj rajawaxik kb'ix chi rech, kyaj taj on na kelesax ta b'ik. Na kkitzalk'atij

ta kib' rumal rilik. Chi upam ri ujalom wi rib', ri achi rech
nawal E kuta uchajixik ri uk'ulajil, nab'e k'ut kunab'ejisaj
ri ch'ob'otal chak on utzukuxik ri uk'a'naq, krilij ronojel ri
uq'inomal. Kutzalk'atij rib' rumal uch'a'ik, amaq'el xuquje'
aretaq krilo chi ri nim upatan na utz taj kchapik.

Nawal oxib' E kub'an jun k'olib'al nawalib' chi rech ub'inem
ri winaq. E waralik taq a'jb'e. Na xa ta ke'animajik, keta'am
jawije' keriqitaj wi, jawije' na kkaj taj keb'e wi xuquje' jas
ka'ililo'xik rumal ri tzalijem jawije' kriqitaj wi ri tzalijsab'al
uwach ri kkaj kkiriqo. Oxib' E tzij chi kk'oxomatajik, are
sib'alaj kk'oxoman chi kiwach konojel ri e nawal E.

Nawal oxib' E kuwoko on kuwa'lijsaj ri winaq rech tzob'aj
ri utz kraj kilitajik. Kkitik pa ri ch'ob'otal chak, matzalik on
jalan wi rilik. Utz kel ri kaperaj chi kiwach, are tzij jachike
ri kkicho, rech ixoqal on rech achi'al. Kenoj ruk' taq b'anoj,
no'jib'al xuquje' ri na k'oxomam taj, kkekowinik kek'oji'
chi uxe' taq ri saqil, ruk' k'u jun jastaq: na are ta uk'isb'al:
¡rajawaxik kenb'enlob'ik! Na kkib'an ta kichak chi rech wa'.

Oxib' E, tzij wi chi k'o una'b'alil, koq'ik. Are wa' reqa'n E, ri
E k'o una'b'al xuquje' sib'alaj nim raqanil ri uloq'ob'al chi kij
nik'aj chik ruk' ri kowib'al xuquje' ri tijonik ruk' ri ajawanik.
E kreta'maj chi rij ri uk'ulaj, na kub'an ta k'ax chi rech aretaq
kowatajik, kk'extajik on kkowinb'ex ta retaxik. We ktzaq ri
k'ulaj, k'o ri ujastaq chi uchi' ri ja.

Bibliografía
Uwujil wuj

Ajpacajá Túm, Florentino Pedro.
Discurso ceremonial K'iche'. Cholsamaj, 2001.

K'ichee' Choltziij. Cholsamaj, 2001.

Carmack, Robert M.
Kik'ulmatajem le K'iche'aab', Evolución del reino K'iche'
Cholsamaj, 2001.

Fisher, Helen.
Why him? Why her? Holt Paperbacks, 2010.

Guarchaj Chox, Oscar Lorenzo Geovanni. Tuy Ecoquij, Federico Manuel.
Diccionario de arcaísmos en el idioma Maya K'iche' y español.
Universidad Mariano Gálvez de Guatemala, 2015.

Martínez González, Roberto.
Las entidades anímicas en el pensamiento maya. Estudios de
cultura maya, vol.30. UNAM, México, 2007.

Oxlajuj Ajpop.
Ajpop rech Nawalja' Tinimit. Oxlajuj Ajpop, 2008.

Pinker, Steven.
The Blank Slate: The Modern Denial of Human Nature.
Penguin Group, 2003.

Rosa Josefa Chay Ordoñez.
Ojer täq Tzijob'elil re K'iche'. Tradición Oral K'iche'.
Academia de Lenguas Mayas de Guatemala, 2002.

Sam Colop, Luis Enrique.
Popol Wuj, versión poética K'iche'. Cholsamaj, 1999.

Popol Wuj, traducción al español y notas. Cholsamaj, 2008.

Uqajik: el préstamo de las fuerzas naturales, en columna de opinión Ucha'xik. Guatemala, 2010. Prensa Libre. Disponible en: uchaxik.wordpress.com

El códice K'iche', en columna de opinión Ucha'xik. Guatemala, 2010. Prensa Libre. Disponible en: uchaxik.wordpress.com

Schultze Jena, Leonhard.

La vida y las creencias de los indígenas quichés de Guatemala. Traducción de Antonio Goubard Carrera y Herbert Sapper. Biblioteca popular, vol. 49. Guatemala: Editorial del Ministerio de Educación Pública, 1954.

The Numerical Foundations of the Indian Calendar, en Symbol and Meaning beyond the Closed Community: Essays in Mesoamerican Ideas, ed. Gary H. Gossen, Pag. 69-76. Studies on Culture and Society, Vol. 1, Albany: Institute for Mesoamerican Studies, State University of New York at Albany, 1986. Traducido de Indiana 1: 32-38 por Peter T. Furst y publicado en las páginas 72-75 en Human Biology and the Origin of the 260-Day Sacred Almanac: The Contribution of Leonhard Schultze Jena (1872-1955)

Tedlock, Barbara.

Quiche' Maya Dream Interpretation. Ethos 9:4. 1981.

Zuni and Quiché dream sharing and interpreting, en Dreaming, editado por Barbara Tedlock. Cambridge University Press, 1987.

La dialéctica de la agronomía y astronomía Maya-Quichés. Serie de historia de la ciencia y la tecnología. México, Núm. 4, 1991.

The road of light: theory and practice of Mayan skywatching. The sky in Mayan literature, 1992.

Knowledge that comes in the dark: highland mayan dream epistemology. RMEA, XXIX, 1993.

El Tiempo y los Mayas del Altiplano. Fundación Yax Te', 2002.
The Woman in the Shaman's Body. Bantam Dell Pub Group,
2005.

Tedlock, Dennis.
The Spoken Word and the Work of Interpretation. University
of Pennsylvania Press, 1983.

La siembra y el amanecer de todo el Cielo Tierra: astronomía
en el Popol Vuh. Serie de historia de la ciencia y la tecnología.
México, 1991. Núm. 4.

2000 years of Mayan Literature. University of California Press,
2010.

Verny, Thomas R.
The Secret Life of the Unborn Child. Dell Pub Co., 1988.

Vogt, Evon Z.
Los zinacantecos, un grupo maya en el siglo XX. Secretaría de
Educación Pública, México, 1973.

Zapil Xivir, Juan.
Aproximación lingüística y cultural a los 20 nawales del
calendario maya practicado en Momostenango, Totonicapán.
Tesis para optar al título de lingüística en el grado académico
de licenciado. Universidad Rafael Landivar, Guatemala, 2007.

Índice
Ucholajil no'jwuj

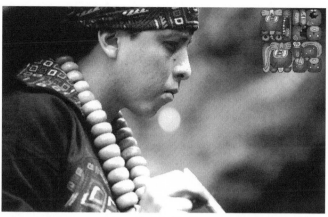

Fotografía: Mariela Sancari

Apab'yan Tew es profesor internacional asociado de la Universidad Maya Kaqchikel y Ajq'ij, autoridad ancestral K'iche'. Bajo la guía del Ajq'ij Diego Adrián Guarchaj Ajtz'alam, lingüista, cantor y orador ceremonial, escritor y traductor originario de Nahualá, Guatemala. Apab'yan Tew fue iniciado en 1998 y actual practicante en los altiplanos del México central, Chiapas y Guatemala.

El calendario maya antiguo está en uso actualmente. Se le ha preservado, principalmente, a través de recursos de retransmisión oral. De maestro guía a aprendiz y sobre los actos propios de sanación, consejo y enseñanza propios de la cultura maya K'iche'. Ajq'ij es el experto ceremonial en los conocimientos de un núcleo acervo con milenios de años de ejecución. La preparación es exhaustiva, ardua y sólo propia para ciertos miembros escogidos al interior de una comunidad. Un guía espiritual Ajq'ij, regularmente tiene diversas especializaciones. Forma parte de esta tradición como orador y cantor ceremonial, médico herbolario, terapeuta de huesos, auxiliar de partera, escritor, investigador, colector textil, músico y danzante ceremonial.

Author's website: www.mayanscience.net

Made in the USA
Monee, IL
28 December 2021

87439469R00148